结直肠外科
名家手术

精粹

Essence of Operations
by Chinese Masters in
Colorectal Surgery

主　编　王锡山　汪建平

副主编　傅传刚　任东林
　　　　顾　晋　郑民华

人民卫生出版社
·北京·

图书在版编目（CIP）数据

结直肠外科名家手术精粹/王锡山，汪建平主编
. —北京：人民卫生出版社，2021.8
ISBN 978-7-117-31849-5

Ⅰ.①结… Ⅱ.①王…②汪… Ⅲ.①结肠疾病–外
科手术 Ⅳ.①R656.9

中国版本图书馆 CIP 数据核字（2021）第 149632 号

人卫智网	www.ipmph.com	医学教育、学术、考试、健康，购书智慧智能综合服务平台
人卫官网	www.pmph.com	人卫官方资讯发布平台

结直肠外科名家手术精粹

Jiezhichang Waike Mingjia Shoushu Jingcui

主　　编：王锡山　　汪建平
出版发行：人民卫生出版社（中继线 010-59780011）
地　　址：北京市朝阳区潘家园南里 19 号
邮　　编：100021
E - mail：pmph @ pmph.com
购书热线：010-59787592　010-59787584　010-65264830
印　　刷：廊坊一二〇六印刷厂
经　　销：新华书店
开　　本：787×1092　1/16　印张：12
字　　数：261 千字
版　　次：2021 年 8 月第 1 版
印　　次：2021 年 11 月第 1 次印刷
标准书号：ISBN 978-7-117-31849-5
定　　价：298.00 元

打击盗版举报电话：010-59787491　E-mail：WQ @ pmph.com
质量问题联系电话：010-59787234　E-mail：zhiliang @ pmph.com

编 委（以姓氏笔画为序）

丁克峰	王自强	王贵玉	王海江	王锡山
叶颖江	朱小春	任东林	刘 正	刘 骞
刘忠臣	江 波	池 畔	许剑民	苏 丹
李太原	杨柏霖	吴 炯	邱辉忠	汪建平
沈名吟	张 卫	张作兴	陈文平	陈祖清
陈朝文	邵万金	邰建东	范小华	林宏城
林国乐	罗湛滨	竺 平	周岩冰	郑 毅
郑民华	房学东	赵 任	姜 军	顾 晋
陶凯雄	龚建平	康 亮	彭 健	韩方海
傅传刚	谢尚奎	蒙家兴	窦若虚	蔡建春
魏 东				

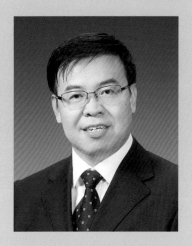

王锡山 教授

中国医学科学院肿瘤医院 结直肠外科　主任

中国医师协会结直肠肿瘤专业委员会　主任委员

中国抗癌协会大肠癌专业委员会　主任委员

中国抗癌协会大肠癌专业委员会青年委员会　主任委员

《中华结直肠疾病电子杂志》　主编

国际 NOSES 联盟　主席

中国 NOSES 联盟　主席

中国医师协会第四届理事会　常务理事

中国医师协会结直肠肿瘤专业委员会 NOSES 专委会　主任委员

中国医师协会外科医师分会 MDT 专业委员会　副主任委员

中国抗癌协会整合肿瘤学分会　副主任委员

中国医师协会外科医师分会　常委

中华医学会肿瘤学分会结直肠肿瘤学组　副组长

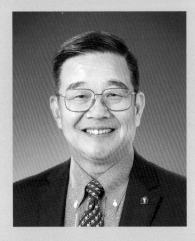

汪建平 教授

中山大学附属第六医院　荣誉院长

前海人寿广州总医院　名誉院长

中山大学附属第六医院　结直肠肛门　首席专家

中华医学会结直肠肛门外科学组　名誉组长

美国外科学院　院士

美国结直肠肛门外科学会　荣誉会员

英格兰皇家外科学院　院士

全国教材理事会　副会长

《中国结直肠癌诊治规范》专家组　组长

全国五年制《外科学》(第 8 版、第 9 版)　主编

《中华胃肠外科杂志》　主编

Gastroenterology Report　主编

前言

传承百年外科魂,柳叶刀锋秀技艺。外科学作为医学的一部分,历经百年的发展与变化、创新与提升,无时无刻不体现着外科医师与病魔作斗争的执着精神,对挽回患者生命手术技艺的不懈追求,结直肠外科和肛肠外科亦然。结直肠肿瘤历经四个发展阶段,即减状手术、根治性手术、扩大根治性手术、肿瘤功能外科阶段,未来随着科技的发展也一定会诞生新的治疗手段与理念,而进入新阶段。不管怎样,外科都扮演着重要角色。因而,外科的技艺成为外科医师心中的梦想与追求,手术变成外科医师一生的工作重点,甚至是可以"炫耀"的成就感。手术对于患者而言其重要性也是不言而喻的。那么手术质量是如何保证的?如何将完成性手术变成解剖性手术进而提升为艺术化手术?这涉及医学的教育、培训的体系、各医疗机构和中心人才培养的机制和导向,以及个人成长的意愿、知识结构乃至悟性。毕竟手术是动手的技艺,如何让外科医师每一个动作充满智慧,不仅是技巧,还有知识、文化、人文的积累与沉淀。

近百年来,都是师傅带徒弟的模式,但随着科技的发展,腹腔镜和 5G 技术的诞生,使得学习方式多样化、手术可视化,即通过直播或录像,亦可学习和提高。本书通过著名专家的手术录像,为年轻医师树立靶标、对照学习,为消除地域差异、个体差异,做些工作,为医师的同质化培训做些有益的尝试。

结直肠外科正向着微创化和功能化的方向迅速发展,各种微创新技术层出不穷。外科正经历从微创向无创的转变,经自然腔道内镜手术(natural orifice transluminal endoscopic surgery,NOTES)及经自然腔道取标本手术(natural orifice specimen extraction surgery,NOSES)应运而生,但外科手术的原则是永恒不变的基石,即需要保证手术的质量及患者的安全。

既往我们阅读的外科手术书籍都是图文的形式,但是随着时代的发展,新媒体、短视频的学习形式越来越普遍,外科书籍的形式亟待创新和变革。笔者联合国内著名专家编撰了本书,利用视频作为载体,辅以文字介绍,详细描述了结直肠外科各种经典和创新的手术方式,本书的主要特点有:①行业内著名专家亲自演示手术,展示术中的关键环节和技术要领,确保手术的原汁原味;②全面涵盖结直肠的良性和恶性疾病;③手术方式全面,包括开放和微创(机器人、腹腔镜)及 NOSES 等;④通过手机 APP 扫描二维码的方式,随时随地实现学习。即使是非常有经验的结直肠外科医师,通过观看本书中的手术视频,学习名家们应用不同的设备、技术和方法的经验分享和技巧应用,也能从本书中获益。

本书的编撰工作正值新冠肺炎疫情期间，各位编委在防控疫情的前提下，克服困难进行手术视频的录制，但是由于疫情导致各医院手术量减少，有小部分术式未能按计划完成录制。另外，由于目前结直肠手术已进入微创时代，传统开放手术比例越来越低，书中展示的开放视频大多为既往录制的视频，视频清晰度欠佳，希望在再版时弥补缺憾。

在本书的编撰过程中，笔者更加体会到外科之路没有捷径，唯一的方法就是实干，对于外科医师，尤其是中青年外科医师，应不断提高学术水平和外科技能，认真学习各类书籍和文献。同时也需要认识到，如何把学到的知识转化成能力。还需要有责任感与使命感，在完成医、教、研等工作之余，应思考如何利用自己的知识，发挥自己的主观能动性，体现自己为家庭、为社区、为社会、为国家、为世界的担当。医者应该做人类命运共同体的参与者、建设者、推进者。希望本书读者都能够成为立足中国、面向世界、悲悯人类、胸怀天下的医者。

技术赢天下，
德行赢未来！

2021 年 6 月

目 录

目 录

目 录

获取图书二维码增值内容步骤说明

第一步

下载"人卫临床助手 APP"

可通过扫描二维码，或者应用商城搜索"人卫临床助手"下载

按界面提示注册新用户并登录

第二步

使用首页左上角的扫一扫功能，
扫描书内二维码，即可直接浏览
相应资源

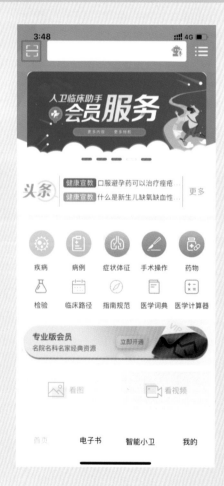

结直肠肿瘤根治性手术

直肠癌

开放手术

01 | 直肠癌低位前切除术

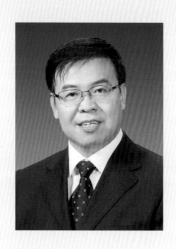

【术者介绍】

手术医生：王锡山
术者单位：国家癌症中心 / 中国医学科学院肿瘤医院
教授，主任医师，博士研究生导师
《中华结直肠疾病电子杂志》主编
中国医师协会结直肠肿瘤专业委员会主任委员
中国抗癌协会大肠癌专业委员会主任委员
中国抗癌协会大肠癌专业委员会青年委员会主任委员
国际 NOSES 联盟主席
中国 NOSES 联盟主席

【病情简介】

患者，男性，59 岁。

1. 主诉　间断性便血 5 个月。

2. 诊断　直肠癌。

3. 检查结果　病理检查示低分化腺癌，CT 示直肠上段癌，腹主动脉旁淋巴结、肠系膜下动脉根部及左侧髂血管旁可见肿大淋巴结，直径为 0.5~1.0cm。

【术式概况】

1. 手术名称　直肠癌低位前切除术 + 左侧侧方淋巴结清扫。

2. 体位　功能截石位。

3. 切口　下腹弧形横切口。

4. 器械设备　电刀、超声刀。

5. 吻合方式　端端吻合。

【关键步骤】

1. 打开乙状结肠左、右侧腹膜,清扫肠系膜下动脉根部及周围淋巴结。

2. 离断肠系膜下动脉根部,裁剪乙状结肠系膜,按照直肠全系膜切除(total mesorectal excision,TME)原则游离直肠。

3. 距离肿瘤下 5cm 离断肠管。

4. 清扫髂总动脉旁、腹主动脉及下腔静脉旁淋巴结。

5. 清扫闭孔神经周围淋巴结,保护闭孔神经。

6. 乙状结肠与直肠端端吻合。

【学习要点】

1. 术中需要贯彻立体解剖思维,注意游离层面。

2. 注意保护闭孔神经及输尿管等重要脏器。

3. 术中注意无菌、无瘤原则,整块切除肿瘤及淋巴结。

4. 术前充分评估患者状态,严格选择适应证,切忌"为技术而技术",并避免"姑息性大手术"。

视频 1
直肠癌低位
前切除术

02 | 直肠癌腹会阴联合切除术

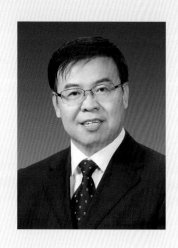

【术者介绍】

手术医生：王锡山

术者单位：国家癌症中心 / 中国医学科学院肿瘤医院

教授，主任医师，博士研究生导师

《中华结直肠疾病电子杂志》主编

中国医师协会结直肠肿瘤专业委员会主任委员

中国抗癌协会大肠癌专业委员会主任委员

中国抗癌协会大肠癌专业委员会青年委员会主任委员

国际 NOSES 联盟主席

中国 NOSES 联盟主席

【病情简介】

患者，女性，51 岁。

1. 主诉　排便习惯改变伴肛门坠胀 5 个月。

2. 诊断　直肠癌。

3. 检查结果　病理检查示低分化腺癌，MRI 等影像学检查示直肠下段癌（cT_3N_1）。

【术式概况】

1. 手术名称　直肠癌腹会阴联合切除术。

2. 体位　功能截石位。

3. 切口　下腹正中绕脐切口。

4. 器械设备　电刀、超声刀。

【关键步骤】

1. 打开乙状结肠左侧腹膜，暴露并保护输尿管。

2. 清扫肠系膜下动脉根部淋巴结。

3. 清扫髂总动脉旁淋巴结、闭孔神经周围淋巴结,注意保护闭孔神经。

4. 按照直肠全系膜切除(TME)原则游离并离断直肠,行乙状结肠永久性造口。

5. 切开会阴区皮肤及结缔组织,离断肛提肌。

6. 术毕关闭会阴切口或填塞创面。

【学习要点】

1. 术中需要贯彻立体解剖思维,注意游离层面。

2. 注意保护闭孔神经、输尿管及毗邻的血管。

3. 术中贯彻无菌、无瘤原则,整块切除肿瘤及淋巴结脂肪组织。

4. 术前充分评估患者状态,局部晚期患者需多学科诊疗(multi-disciplinary treatment, MDT)评估是否需要术前新辅助治疗。

视频 2

直肠癌腹会阴
联合切除术

03 | 直肠癌肛提肌外腹会阴联合切除术

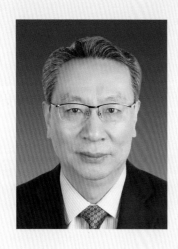

【术者介绍】

手术医生：叶颖江

术者单位：北京大学人民医院

教授，主任医师，博士研究生导师

国家卫生健康委能力建设和继续教育外科学专家委员会副主任委员

国家卫生健康委能力建设和继续教育外科学专家委员会结直肠外科专业委员会主任委员

中国临床肿瘤学会（Chinese Society of Clinical Oncology，CSCO）胃肠间质瘤专家委员会主任委员

中国医师协会肛肠医师分会副会长

中国性学会结直肠肛门功能外科分会会长

【病情简介】

患者，女性，52岁。

1. 主诉　大便带血1个月。

2. 诊断　直肠癌。

3. 检查结果　肠镜示距肛缘2cm可见直径3cm盘状肿物，病理检查示中分化腺癌，临床分期为 $cT_2N_0M_0$，环周切缘（circumferential resection margin，CRM）及壁外血管侵犯（extramural venous invasion，EMVI）均为阴性。

【术式概况】

1. 手术名称　直肠癌肛提肌外腹会阴联合切除术（extralevator abdominal perineal excision，ELAPE）。

2. 体位　平卧位 + 俯卧折刀位。

3. 器械设备　超声刀、电刀。

【关键步骤】

1. 腹部操作　患者取平卧位,该部分操作要求按 TME 手术原则进行。但不同于传统腹会阴联合切除术(abdominoperineal resection,APR),ELAPE 要求不从肛提肌离断直肠系膜,向下游离需在骶尾关节处及肛提肌起点处停止分离;在前方需分离到精囊下方(男性)或阴道中部(女性)。

2. 会阴部操作

(1) 做肛周梭形切口。

(2) 分离肛门外括约肌皮下部。

(3) 分离肛门外括约肌层面。

(4) 分离肛提肌平面。

(5) 切除尾骨。

(6) 在肛提肌起点切断肛提肌。

(7) 分离会阴中心腱层面。

3. 移除标本、放置盆腔引流管并缝合伤口。

【学习要点】

1. "两平面,四边界"原则

(1) 两平面:腹盆部平面、会阴平面。

(2) 四边界

1) 第一手术边界:腹部操作过程中向后游离需在骶尾关节处停止分离;在两侧方,至下腹下丛即侧韧带水平;在前方,分离到精囊(男性)下或阴道中部(女性)水平即需停止,这是腹腔操作与会阴操作的会合平面,是第一个手术边界。

2) 第二手术边界:保护由腹下神经及盆内脏神经会合形成的下腹下丛及其近端的神经血管束是第二个手术边界。

3) 第三手术边界:会阴操作过程中沿肛门外括约肌和脂肪间隙向上分离,直至肛门外括约肌和肛提肌交界处,然后沿肛提肌外侧从两侧向前、向后分离至肛提肌的盆壁起始处(第三个手术边界)。

4) 第四手术边界:前方自会阴浅横肌后缘向上锐性分离,在直肠前列腺间隙或直肠子宫阴道间隙的腹膜会阴筋膜(迪氏筋膜,Denonvillier's fascia;临床也称邓氏筋膜)前方进行。该部位切除范围过于靠近该区域会损伤海绵体导致射精障碍,这是手术过程的第四个边界。

2. ELAPE 的会阴区操作,易在 3 个区域发生神经损伤

(1) 第一个易损伤区域位于前列腺的侧后方,靠近这个区域分离操作,容易发生海绵体神经损伤,导致勃起功能障碍。

（2）第二个易损伤区域位于坐骨肛门窝的侧壁。坐骨肛门窝内有阴部神经在阴部管内走行。确保闭孔筋膜完整，沿肛提肌外侧平面切除，可避免该神经的损伤。

（3）第三个易损伤区域位于肛管前方。该区域容易受损伤的神经为阴部神经的会阴支，此神经走行于会阴浅横肌和会阴中心腱的后方。

视频 3

直肠癌肛提肌外腹
会阴联合切除术

04 | 直肠癌根治术伴侧方淋巴结清扫

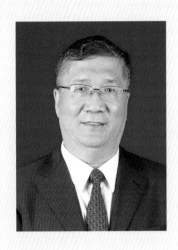

【术者介绍】

手术医生:房学东

术者单位:吉林大学中日联谊医院

教授,主任医师,博士研究生导师

吉林大学中日联谊医院副院长、新民院区院长

中国抗癌协会第五届胃癌专业委员会外科学组副组长

中国医师协会结直肠肿瘤专业委员会副主任委员

【病情简介】

患者,男性,41岁。

1. 主诉　腹部隐痛不适,伴排便习惯改变3个月。

2. 诊断　直肠癌,临床分期为$cT_3N_+M_0$。

3. 检查结果　结合CT(图1)及MRI(图2)检查考虑直肠癌(壁外血管侵犯阳性),直肠系膜内、骶前间隙多发淋巴结转移。术前病理示腺癌,各项检查未见远处转移。给予新辅助放、

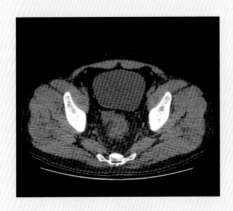

图1　腹部CT

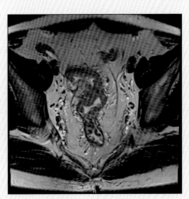

图2　腹部MRI

化疗后行手术治疗。

【术式概况】

1. 手术名称 直肠癌根治术伴侧方淋巴结清扫。
2. 体位 截石位。
3. 切口 下腹正中切口。
4. 入路方式 中间入路,侧方淋巴结清扫。
5. 器械设备 电刀、超声刀。
6. 吻合方式 端端吻合。

【关键步骤】

1. 中间入路,寻找乙状结肠系膜后间隙,注意保护肾前筋膜。
2. 沿肠系膜下动脉向上分离,根部结扎,完成直肠切除术。
3. 沿下腔静脉及腹主动脉、髂血管表面向下清扫淋巴结。
4. 内侧入路、外侧入路结合清扫闭孔淋巴结。
5. 注意保护髂内血管的闭孔内分支,注意保护输尿管、髂血管及神经等重要结构。
6. 切除适量肠管,完成消化道重建。

【学习要点】

1. 下腔静脉及腹主动脉前淋巴结清扫需要遵循正确的解剖层面,充分裸化血管,做到整块切除。
2. 右侧闭孔淋巴结清扫需要保护周围血管和闭孔神经。
3. 建议在术前精确影像学评估的基础上,选择性实施侧方淋巴结清扫。

视频 4

直肠癌根治术伴
侧方淋巴结清扫

05 | 直肠癌后盆腔脏器切除术

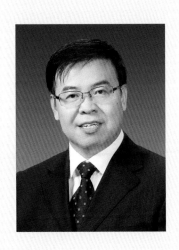

【术者介绍】

手术医生：王锡山

术者单位：国家癌症中心 / 中国医学科学院肿瘤医院

教授，主任医师，博士研究生导师

《中华结直肠疾病电子杂志》主编

中国医师协会结直肠肿瘤专业委员会主任委员

中国抗癌协会大肠癌专业委员会主任委员

中国抗癌协会大肠癌专业委员会青年委员会主任委员

国际 NOSES 联盟主席

中国 NOSES 联盟主席

【病情简介】

患者，女性，58 岁。

1. 主诉　间断便血半年余。

2. 诊断　结肠肝曲癌。

3. 检查结果　病理检查示中分化腺癌，CT 示直肠中段癌，侵犯子宫，右侧闭孔区、肠系膜下动脉根部可见肿大淋巴结，临床分期为 $cT_{4b}N_2M_0$。

【术式概况】

1. 手术名称　直肠癌后盆腔脏器切除术。

2. 体位　功能截石位。

3. 切口　下腹正中绕脐切口。

4. 器械设备　电刀、超声刀。

5. 吻合方式　端端吻合。

【关键步骤】

1. 先后打开乙状结肠系膜外、内侧,游离直肠侧壁、后壁,注意保护输尿管。

2. 依次结扎右侧卵巢动、静脉,右侧子宫圆韧带,然后结扎肠系膜下动、静脉,处理乙状结肠系膜。

3. 依次结扎左侧卵巢动、静脉,左侧子宫圆韧带,左侧子宫动、静脉,右侧子宫动、静脉。

4. 离断子宫体部,裸化直肠下段。

5. 行端端吻合。

6. 清扫髂总动脉旁、下腔静脉前、右侧闭孔区淋巴结。

【学习要点】

1. 行联合脏器切除过程中应遵循由易至难、由外围至中心、整块切除标本的原则。

2. 待标本切除后充分暴露术野再行淋巴结扩大清扫。

3. 切忌在子宫与直肠之间分离受侵组织。

4. 术前充分评估患者状态,严格选择适应证。

视频 5

直肠癌后盆腔
脏器切除术

结直肠肿瘤根治性手术

直肠癌

腹腔镜手术

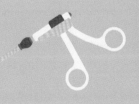

06 | 头侧中间入路腹腔镜直肠癌根治术

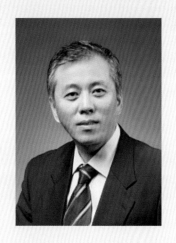

【术者介绍】

手术医生:郑民华

术者单位:上海交通大学医学院附属瑞金医院,上海市微创外科临床医学中心

教授,主任医师,博士研究生导师

中华医学会外科学分会常务委员

中华医学会外科学分会腹腔镜与内镜外科学组组长

中国抗癌协会大肠癌专业委员会腹腔镜外科学组组长

【病情简介】

患者,女性,73 岁。

1. 主诉　便血 2 月余。

2. 诊断　直肠腺癌,临床分期 $cT_2N_0M_0$。

3. 检查结果

(1) 肠镜:距肛门 5cm 见 2.5cm × 2cm 菜花状增殖病灶,质脆易出血。

(2) 病理活检:中分化腺癌。

(3) 直肠 MR:距肛门 4.8cm 直肠后壁见一病灶,直径 2cm,浸润至肌层,环周切缘阴性,壁外血管侵犯阴性。

(4) 盆腔 CT:未见远处转移(图 1)。

【术式概况】

1. 体位　功能截石位。

2. 入路方式　头侧中间入路。

3. 器械设备　高清腹腔镜、超声刀。

4. 吻合方式　端端吻合(小切口辅助)。

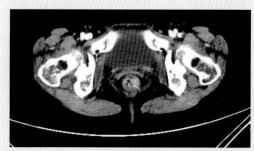

图 1　盆腔 CT

【关键步骤】

1. 起步切开线,于肠系膜下动脉根部头侧,腹主动脉左前方打开腹膜,进入左结肠后间隙,并拓展该间隙。

2. 助手向上外侧及下外侧牵拉降结肠 - 乙状结肠和直肠 - 乙状结肠交界处的肠系膜,于骶骨岬水平起始,打开乙状结肠系膜,进入并拓展乙状结肠后间隙,并向头侧方向拓展。

3. 左结肠后间隙和乙状结肠后间隙贯通会师,充分显露肠系膜下动脉根部及其分支、肠系膜下静脉等,清扫 253 组淋巴结。

4. 可选择性保留或不保留左结肠动脉等分支。

5. 继续向下,按照直肠全系膜切除原则完整游离直肠系膜,在肿瘤远端足够切缘处离断直肠。

6. 腹部辅助小切口移除标本,近端结肠内放置抵钉座。

7. 重建气腹腔内完成端端吻合,重建消化道。

【学习要点】

1. 在肠系膜下动脉根部头侧打开腹膜进入左结肠后间隙,拓展该间隙时,注意维持正确层面,保护左侧输尿管与生殖血管。

2. 拓展左结肠后间隙时,可顺势清扫肠系膜下动脉根部头侧方向的 253 组淋巴结。

3. 肠系膜下动脉根部头侧的左结肠后间隙和尾侧的乙状结肠后间隙打开贯通后,肠系膜下静脉和左结肠动脉之间原本非常紧密的关系变得更易裸化和显露,可根据其解剖变异特点、手术需要等,决定是否保留左结肠血管。

视频 6

头侧中间入路
腹腔镜直肠癌根治术

07 | 腹腔镜经腹括约肌间超低位直肠前切除术

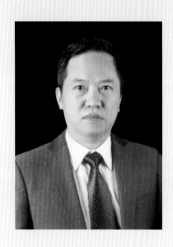

【术者介绍】

手术医生:池畔

术者单位:福建医科大学附属协和医院

福建医科大学附属协和医院普通外科(结直肠外科)主任、教授、博士研究生导师

英格兰皇家外科学院(Fellow of the Royal College of Surgeons of England,FRCS)院士

美国胃肠与内镜外科医师学会(Society of American Gastrointestinal Endoscopic Surgeons,SAGES)委员

国际外科、消化道及肿瘤科医师协会(International Association of Surgeons,Gastroenterologists and Oncologists,IASGO)委员

中华医学会外科学分会结直肠肛门外科学组副组长

中国抗癌协会大肠癌专业委员会腹腔镜外科学组副组长

中国医师协会内镜医师分会第一届腹腔镜专业委员会副主任委员

中国医师协会结直肠肿瘤专业委员会第一届腹腔镜专业委员会副主任委员

中国研究型医院学会机器人与腹腔镜外科专业委员会副主任委员

【病情简介】

患者,男性,46 岁。

1. 主诉　便血 1 年余。

2. 诊断　低位直肠癌新辅助放、化疗后。

3. 检查结果　术前影像资料见图 1。

(1) 病理检查:中分化腺癌。

(2) CT 未见远处转移,临床分期为 $cT_3N_0M_0$。

(3) 直肠指检:距肛缘 4cm 直肠后壁触及肿瘤。

(4) MRI:分期为 $cT_3N_+M_0$。

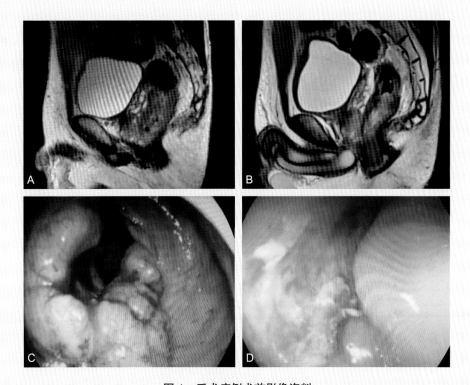

图 1　手术病例术前影像资料

A. 新辅助治疗前 MRI；B. 新辅助治疗后 MRI；C. 新辅助治疗前肠镜；D. 新辅助治疗后肠镜。

【术式概况】

1. **手术名称**　腹腔镜经腹括约肌间超低位直肠前切除术（部分内括约肌切除术，pISR）。

2. **体位**　截石位。

3. **穿刺孔位置**　5 孔法（图 2）。一助通过 E 点便于显露左 Toldt 间隙及盆膈分离。

4. **入路方式**　混合入路（图 3），经腹完成括约肌间分离后，如下切缘安全距离不能保证，再经会阴途径，根据肿瘤距齿状线的距离和方位，行适形切除，完成手工吻合。

5. **器械设备**　高清腹腔镜、超声刀、巴氏钳和 Allis 钳。

6. **吻合方式**　经肛手工吻合。

【关键步骤】

1. **肠系膜下动脉（inferior mesenteric artery，IMA）根部 253 组淋巴结清扫**　在肠系膜下丛（inferior mesenteric plexus，IMP）左右侧束夹角，沿右侧束内侧向上分离 IMA 根部，清扫其根部淋巴结后，距根部 0.5cm 处上夹切断。

2. **脾曲游离**　通常采用三路包抄法。

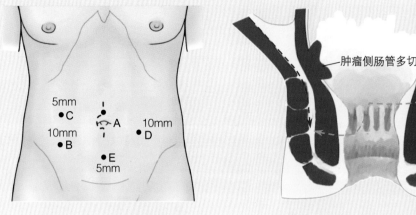

图 2 Trocar 放置示意图　　　　图 3 混合入路 + 适形切除

3. 腹膜反折下直肠环周解剖分离

（1）直肠后间隙分离：弧形离断直肠骶骨筋膜进入肛提肌上间隙。

（2）直肠前间隙分离：在腹膜反折上 1cm 处弧形切开腹膜，沿迪氏筋膜前间隙分离至双侧精囊底部显露，距其底部 0.5cm 处倒 U 形切断迪氏筋膜前叶，进入迪氏筋膜后间隙，注意保护精囊尾部前外侧的神经血管束（neurovascular bundle，NVB）（图 4）。

（3）直肠双侧方间隙分离：沿直肠前方已显露的迪氏筋膜后间隙向侧方，从上向下较从下

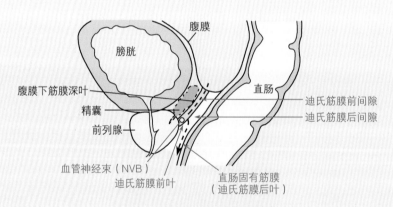

图 4 直肠前间隙分离模式图

向上分离更易找到正确的侧方间隙。

4. 盆膈两侧终点线显露。

5. 肿瘤下缘定位与双侧括约肌间隙分离　按直肠前壁→直肠右侧壁→切断 Hiatal 韧带→直肠左侧壁的分离顺序，沿着直肠纵行肌表面分离，注意避免切破直肠全层。

6. 经肛切断直肠与吻合　确定肿瘤下切缘，在其下方 1cm 处荷包缝合，在荷包下 1cm，于齿状线上行直肠后壁切开，非癌肿侧可在齿状线上 1cm 处适形切断，可多保留有感觉功能的

齿状线上直肠。将直肠经肛拖出,于癌肿上方 10cm 处切断直肠,直肠手工吻合。

【学习要点】

1. 术式核心　严格掌握手术指征:①术前 MRI 为 $cT_{1~2}$ 期低位直肠癌(癌肿下缘距离肛缘 < 5cm);②$cT_{3~4}$ 期,先行新辅助治疗后,肛提肌裂孔以上肿瘤降期为 cT_3 期以下,肛提肌裂孔以下肿瘤降期为 cT_2 期以下,可行 pISR。

2. 重要理念　以膜解剖为指导原则完成肛提肌平面以上全系膜切除,特别注意保护 NVB。

3. 注意事项　术中准确判断肿瘤下缘与拟切断直肠下切缘的位置。当经腹无法保证安全下切缘时,应经腹完成括约肌间分离,改为经肛直视下行下切缘切断,以保证安全下切缘。

4. 易犯错误　①吻合前评估近端肠管长度(特别是需经肛拖出切除吻合者),长度不足应游离脾曲,避免术后吻合口张力高致吻合口瘘;②吻合口缝合针距不应过密,避免缺血致吻合口瘘(特别是女性患者);③吻合口如位于齿状线,应常规行 J-pouch 吻合或直肠成形术,以避免发生术后重度直肠前切除综合征,改善术后控便功能。

视频 7
腹腔镜经腹括约肌间
超低位直肠前切除术

08 ｜ 腹腔镜直肠癌低位前切除术

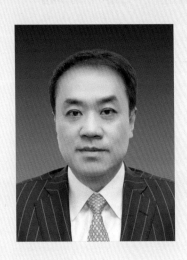

【术者介绍】

手术医生：顾晋

术者单位：北京大学肿瘤医院

教授，主任医师，博士研究生导师

北京医学会副会长

北京医师协会副会长

中华医学会肿瘤学分会前任主任委员

中国抗癌协会大肠癌专业委员会前任主任委员

北京癌症防治学会第一届理事会轮值理事长

《中华临床医师杂志》（电子版）主编

【病情简介】

患者，男性，50 岁。

1. 主诉　便血 3 个月。

2. 诊断　直肠癌。

3. 检查结果　肠镜病理检查示高分化腺癌，胸腹盆腔 CT 未见远处转移，盆腔 MRI 分期为 T_3N_0（图 1）。

【术式概况】

1. 手术名称　腹腔镜直肠前切除术。

2. 体位　截石位。

3. 入路方式　中央入路。

4. 器械设备　腹腔镜、超声刀、电刀。

5. 吻合方式　端端吻合。

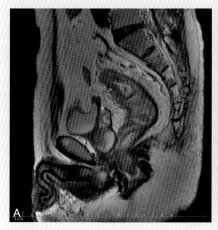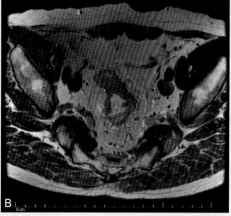

图 1　盆腔 MRI
A. 矢状面；B. 水平面。

【关键步骤】

1. 沿黄白交界线切开直肠后腹膜，进入 Toldt 间隙。
2. 显露肠系膜下动、静脉，清扫 253 组淋巴结。
3. 游离直肠后间隙，距肿瘤下缘 5cm 切断直肠系膜。
4. 体外切除肿瘤，行乙状结肠 - 直肠端端吻合。

【学习要点】

1. 右侧髂总动脉内侧骶骨岬处分离，进入正确层次。
2. 了解盆腔解剖，注意保护盆腔自主神经。
3. 清扫 253 组淋巴结时保护肠系膜下动脉及肠系膜下丛。

视频 8

腹腔镜直肠癌
低位前切除术

09 | 腹腔镜直肠癌低位前切除术

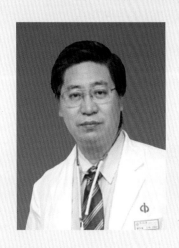

【术者介绍】

手术医生：韩方海

术者单位：中山大学孙逸仙纪念医院

主任医师，教授，博士研究生导师，博士后合作导师

中国医师协会结直肠肿瘤专业委员会常务委员

中华医学会外科学分会结直肠肛门外科学组委员

中国抗癌协会大肠癌专业委员会委员

《中华胃肠外科杂志》编委

【病情简介】

患者，男性，57 岁，BMI=20.7kg/m^2。

1. 主诉　排便带血 3 个月，有时排便次数增加，3~4 次 /d。

2. 诊断　直肠下段癌。

3. 检查结果　肿瘤下缘距肛门约 4cm，病理检查示中分化腺癌，CT 未见远处转移，腹部 MRI 示临床分期为 cT$_3$N$_0$M$_0$（图 1）。

【术式概况】

1. 手术名称　腹腔镜下直肠癌低位前切除术。

2. 体位　改良截石位。

3. 穿刺孔位置　见图 2。

4. 入路方式　经腹腔骶前手术入路。

5. 器械设备　高清 3D 腹腔镜，手术电铲，超声刀。

6. 吻合方式　腔内端端吻合。

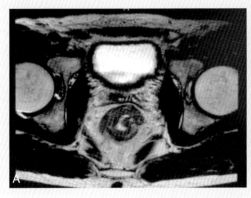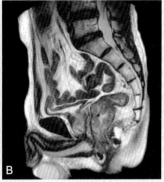

图 1　腹部 MRI

A. 水平面；B. 矢状面。

【关键步骤】

1. 平面状展开乙状结肠系膜，第一刀切开右侧乙状结肠系膜，沿着直肠深筋膜（固有筋膜）向下、上扩大切开范围。

2. 分离直肠深筋膜和腹下神经前筋膜，向下向骶骨前分离，向上分离至 IMA 根部，裸化 IMA 后离断。

3. 向左侧拓展 Toldt 间隙，游离乙状结肠系膜。

4. 拉拔直肠，沿直肠深筋膜滑动，保留神经主干及分支。

5. "三角"牵拉，分离直肠两侧。

6. 腹膜反折线靠前切开，分离直肠前间隙。

7. 确认肿瘤下缘，离断直肠，脐上做 5cm 切口，取出肠管，肿瘤上缘 10cm 处离断。

8. 还纳肠管，腔内端端吻合。

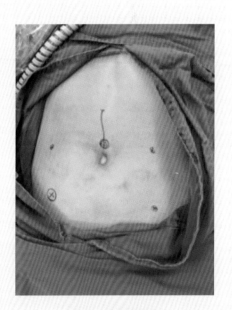

图 2　穿刺孔位置

【学习要点】

1. **平面操作原则**　扶镜手要做到始终保持操作范围处于平面状态，操作点位于视野中间。助手展开肠系膜呈平面状。

2. **持续牵拉原则**　术者操作时，助手保持操作部位处于一定张力状态，便于寻找平面和分离膜间隙。分离直肠两侧，助手和术者形成"三角"牵拉，从盆腔向上观察，处理直肠两侧的盆膈腹膜。

3. **切断直肠骶骨韧带**　为了避免损伤直肠后壁，先分离直肠两侧到肛提肌直肠入口部位，可以显示出直肠骶骨韧带和直肠后壁轮廓，再切断直肠骶骨韧带。

4. 膜间隙分离　在直肠深筋膜与腹膜下前筋膜的间隙分离,从膜间隙最宽、密度最低的部位开始分离,沿直肠深筋膜滑动,完整保留自主神经系统。

5. 注意保留盆腔自主神经　保护 S_2、S_3、S_4、盆腔神经丛和血管神经束,尤其处理直肠前外侧时,注意牵拉力度和分离平面,寻找前外侧间隙进行分离,保留血管神经束。

视频 9

腹腔镜直肠癌
低位前切除术

10 | 腹腔镜腹会阴联合直肠癌根治术

【术者介绍】

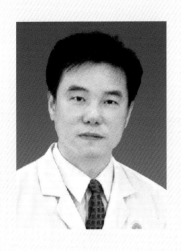

手术医生:陶凯雄

术者单位:华中科技大学同济医学院附属协和医院

教授,主任医师,博士研究生导师

中华医学会外科学分会胃肠外科学组委员

中国医师协会外科医师分会肥胖与糖尿病外科专业委员会常务委员

中国研究型医院学会机器人与腹腔镜外科专业委员会副主任委员

湖北省抗癌协会胃癌专业委员会副主任委员

【病情简介】

患者,男性,70 岁。

1. 主诉　大便性状改变 1 月余。

2. 诊断　低位直肠癌,结肠多发息肉。

3. 检查结果　术前病理活检示高级别腺上皮内瘤变,局部呈黏膜内癌形象,组织取材表浅,腺癌不除外。直肠指检肿物距肛门 2cm,盆腔 CT 未见远处转移,盆腔 MRI(图 1)、肠镜(图 2)及超声内镜(图 3)均提示临床分期为 $cT_3N_0M_0$。

【术式概况】

1. 手术名称　腹腔镜下腹会阴联合直肠癌根治术。

2. 体位　改良截石位。

3. 入路方式　中间入路。

4. 器械设备　高清 3D 腹腔镜、超声刀。

5. 吻合方式　肠造口。

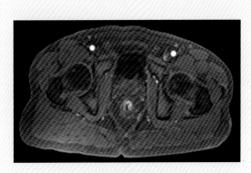

图 1　盆腔 MRI

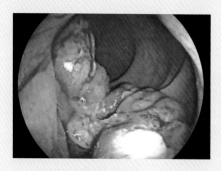
图 2 肠镜

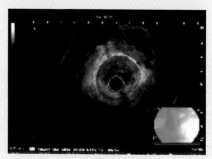
图 3 超声内镜

【关键步骤】

1. 中间入路,骶骨岬黄白交界处游离乙状结肠,沿 Toldt 间隙向上游离至肠系膜下动脉根部。

2. 沿肠系膜下动脉根部向下继续游离出左结肠动脉、乙状结肠动脉及直肠上动脉,结扎并离断乙状结肠动脉及直肠上动脉,保留左结肠动脉,在左结肠动脉与肠系膜下动脉交汇处结扎并离断肠系膜下静脉;同时,充分清扫 253 组淋巴结。

3. 按照全直肠系膜切除术(TME)原则游离直肠,在直肠深筋膜与盆壁筋膜间隙内进行,注意保护下腹下丛、盆神经丛、骶前静脉丛及双侧输尿管。

4. 经过会阴部切口,游离组织,将预先离断后的直肠拉出切口,经会阴部切除标本。

5. 关闭盆膈腹膜,经会阴部留置骶前引流管。

6. 经腹膜外隧道在腹壁行乙状结肠造口。

【学习要点】

1. 遵循无瘤原则、全直肠系膜切除原则。

2. 保留左结肠动脉,同时充分清扫 253 组淋巴结。

3. 术中注意保护输尿管及盆膈自主神经。

4. 经腹膜外隧道拖出肠管时必须注意避免扭转。

视频 10
腹腔镜腹会阴联合
直肠癌根治术

11 | 腹腔镜直肠癌侧方淋巴结清扫术

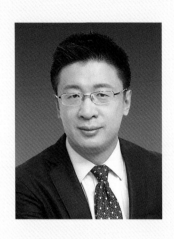

【术者介绍】

手术医生:刘骞

术者单位:国家癌症中心/中国医学科学院肿瘤医院

教授,主任医师,博士研究生导师

中华医学会外科学分会胃肠外科学组委员

中国研究型医院学会肿瘤学专业委员会副主任委员

中国医疗保健国际交流促进会结直肠病学分会副主任委员

北京医师协会肿瘤专家委员会青年委员会主任委员

【病情简介】

患者,男性,41岁。

1. 主诉　间断性大便带血半年余。

2. 诊断　直肠癌。

3. 检查结果　病理检查示中-低分化腺癌,CT未见远处转移,腹部MRI示临床分期为$cT_3N_1M_0$(图1)。

【术式概况】

1. 手术名称　腹腔镜直肠癌侧方淋巴结清扫术。

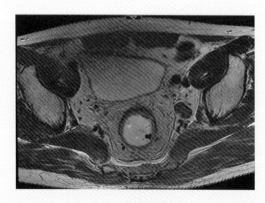

图1　腹部MRI

2. 体位　分腿平卧位或功能截石位。

3. 入路方式　中间入路。

4. 器械设备　高清腹腔镜、超声刀。

5. 吻合方式　端端吻合。

【关键步骤】

1. 第一刀沿输尿管腹膜投影外侧 1~2cm 打开腹膜。

2. 游离输尿管腹下神经筋膜外侧面,建立侧方清扫内侧边界。

3. 沿髂外静脉边缘,寻找显露髂腰肌,沿髂腰肌向闭孔内肌、肛提肌腱弓游离,建立侧方清扫外侧边界。

4. 沿膀胱表面游离,寻找显露膀胱腹下筋膜。

5. 沿闭孔内肌游离,识别显露闭孔神经,自闭孔神经远端向近端游离至髂内、外血管分叉处,全程显露闭孔神经,清扫闭孔周围淋巴结。

6. 游离显露闭孔动脉、闭孔静脉。

7. 游离髂内、外动静脉各主要分支,清扫髂内淋巴结。

【学习要点】

1. 侧方淋巴结清扫手术难度较大,涉及解剖结构较多,建议合理把握手术适应证,治疗性清扫为主,不建议预防性清扫。

2. 注意输尿管和下腹下丛神经的保护,以有利于术后泌尿功能、性功能等的恢复。

3. 行双侧侧方淋巴结清扫时应尽量避免双侧髂内静脉前干或双侧膀胱上、下静脉切除。

视频 11
腹腔镜直肠癌侧方淋巴结清扫术

12 │ 腹腔镜直肠癌侧方淋巴结清扫术

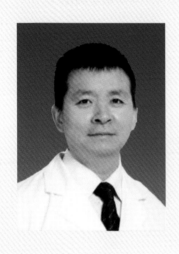

【术者介绍】

手术医生:王自强

术者单位:四川大学华西医院

教授,主任医师,博士研究生导师

中华医学会外科学分会结直肠肛门外科学组委员

中国医师协会结直肠肿瘤专业委员会委员

中国医师协会外科医师分会多学科综合治疗专家组委员兼副秘书长

四川省肿瘤学会结直肠癌专业委员会主任委员

【病情简介】

患者,女性,49岁。

1. 主诉　排便习惯改变伴便血1年余。

2. 诊断　直肠癌(cT$_3$N$_2$M$_0$,侧方淋巴结转移,距肛缘5cm)。

3. 检查结果　肠镜检查示距肛缘5cm见巨大隆起性新生物,堵塞肠腔。活检病理示直肠腺癌。

4. 术前治疗　28次放疗(50.4Gy),同步口服卡培他滨(图1、图2)。

【术式概况】

1. 手术名称　直肠癌低位前切除+左侧侧方淋巴结清扫术。

2. 体位　截石位。

3. 入路方式　外侧入路。

4. 器械设备　高清腹腔镜、超声刀。

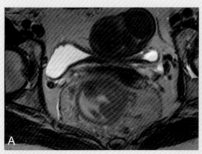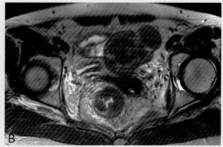

图 1 直肠 MRI

A. 治疗前；B. 治疗后。

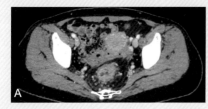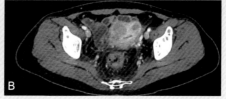

图 2 腹部 CT

A. 治疗前；B. 治疗后。

【关键步骤】

1. 以输尿管腹下神经筋膜为指导确定侧方清扫内侧面。
2. 以盆腔内脏神经筋膜为指导确定髂内血管远端切除位置，保护神经。
3. 切除髂内血管远端，连通以上两个平面。
4. 外侧入路，沿髂外静脉内侧面、腰大肌、闭孔内肌、梨状肌清扫闭孔淋巴结。
5. 显露闭孔神经，暴露腰骶干，沿髂内静脉表面清扫，结扎髂内静脉内脏支。
6. 完整移除标本，连通 TME 平面与侧方间隙，关闭侧方腹膜。

【学习要点】

1. 以筋膜为指导，确定侧方清扫的范围。
2. 预断髂内远端血管，降低出血风险，保护神经。

视频 12

腹腔镜直肠癌侧方淋巴结清扫术

13 | 腹腔镜全盆腔脏器切除术

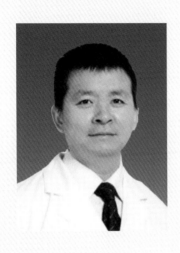

【术者介绍】

手术医生：王自强

术者单位：四川大学华西医院

教授，主任医师，博士研究生导师

中华医学会外科学分会结直肠肛门外科学组委员

中国医师协会结直肠肿瘤专业委员会委员

中国医师协会外科医师分会多学科综合治疗专家组委员兼副秘书长

四川省肿瘤学会结直肠癌专业委员会主任委员

【病情简介】

患者，女性，56岁。

1. **主诉** 里急后重伴黑粪2个月。

2. **既往史** 5年前因子宫颈低分化鳞癌行"腹腔镜下子宫广泛切除 + 双侧附件切除"；3年前肿瘤复发行同步放、化疗。

3. **检查结果** 盆腔 CT 及 MRI 示盆腔复发包块，侵及直肠、膀胱、双侧输尿管壁内段、左侧肛提肌，继发双肾积水、扩张，伴直肠周围脂肪间隙、骶前间隙淋巴结转移可能（图1、图2）。

4. **诊断** 宫颈癌术后放、化疗后复发伴直肠膀胱阴道瘘；双肾积水。

【术式概况】

1. **手术名称** 腹腔镜全盆腔脏器切除术（直肠、膀胱、阴道及左侧髂血管、左侧下腹下丛）、结肠造瘘术、双侧输尿管回肠代膀胱吻合皮肤造瘘术、骶尾骨切除、右侧臀大肌皮瓣转移术。

2. **体位** 截石位联合折刀位。

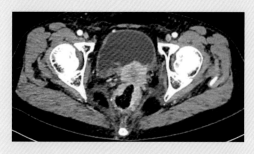
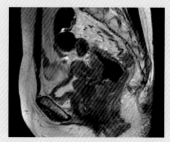

图 1 盆腔 CT   图 2 盆腔 MRI

【关键步骤】

1. 提起乙状结肠系膜以保证足够张力,汽化后正确进入 Toldt 间隙。
2. 沿膀胱前间隙打开腹膜游离膀胱。
3. 经腹切开肛提肌,便于经会阴入路会师。
4. 膀胱腹膜翻瓣保留少量脂肪组织以保证血供。
5. 折刀位皮肤切口方便进行臀大肌皮瓣转移。

【学习要点】

1. 沿乙状结肠系膜内侧正确进入 Toldt 间隙。
2. 熟悉解剖层面,掌握游离膀胱技巧及膀胱腹膜翻瓣技巧。

视频 13
腹腔镜全盆腔脏器
切除术

结直肠肿瘤根治性手术

直肠癌

机器人手术

14 | 机器人肛提肌外腹会阴联合切除术

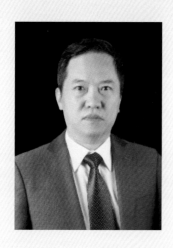

【术者介绍】

手术医生：池畔

术者单位：福建医科大学附属协和医院

福建医科大学附属协和医院普通外科(结直肠外科)主任、教授、博士研究生导师

英格兰皇家外科学院(Fellow of the Royal College of Surgeons of England，FRCS)院士

美国胃肠与内镜外科医师学会(Society of American Gastrointestinal Endoscopic Surgeons，SAGES)委员

国际外科、消化道及肿瘤科医师协会(International Association of Surgeons，Gastroenterologists and Oncologists，IASGO)委员

中华医学会外科学分会结直肠肛门外科学组副组长

中国抗癌协会大肠癌专业委员会腹腔镜外科学组副组长

中国医师协会内镜医师分会第一届腹腔镜专业委员会副主任委员

中国医师协会结直肠肿瘤专业委员会第一届腹腔镜专业委员会副主任委员

中国研究型医院学会机器人与腹腔镜外科专业委员会副主任委员

【病情简介】

患者，男性，39 岁，BMI=27.4kg/m^2。

1. 诊断　低位直肠癌新辅助放化疗后(疗效评价为 PR)，临床分期为 cT$_4$N$_2$M$_0$ ⅢC 期。

2. 检查结果　直肠指检：距离肛缘约 3cm(3~9 点位)直肠内触及肿物，大小约 3cm×4cm，质硬，移动度可，触痛，指套退出血染。术前影像资料见图 1。

【术式概况】

1. 手术名称　机器人腹会阴联合切除术(经腹 ELAPE)。

2. 体位　截石位，头低右倾体位。

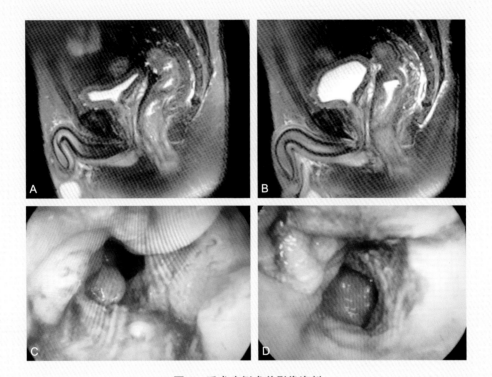

图1　手术病例术前影像资料

A. 新辅助治疗前 MRI；B. 新辅助治疗后 MRI；C. 新辅助治疗前肠镜；D. 新辅助治疗后肠镜。

3. 穿刺孔位置（包括机械臂操作孔和助手辅助孔）　要点：参照腹腔镜 TME 手术，于耻骨上 2 横指增加一个助手操作孔（即 A2 孔，图 2）。术者站位和机械臂放置示意图见图 3。

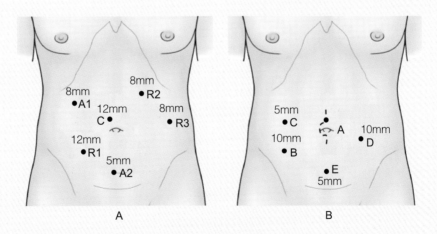

图2　穿刺孔位置

A. 机器人 Trocar 示意图，其中 R1、R2、R3 为机器人机械臂，C 为观察孔，A1、A2 为助手操作孔。各 Trocar 孔间的距离 CR1、CR2、R2R3≥8cm，以防止机械臂碰撞。其中助手 A2 操作孔是模仿腹腔镜的耻骨上孔；B. 腹腔镜 TME 手术 Trocar 示意图。

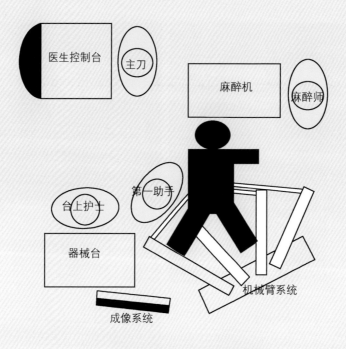

图 3　术者站位和机械臂放置示意图

4. 切除范围　本例患者肿瘤位于肛提肌裂孔以下直肠后壁,故两侧直肠系膜可分离至距肛提肌裂孔边缘 1cm,切断肛提肌,并减少肛提肌切除范围(图 4)。

5. 器械设备　达芬奇手术机器人系统。

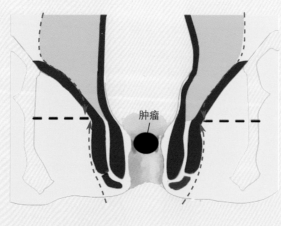

- - - - ➤　切除线

— — — —　腹盆部手术与会阴手术的交汇平面

图 4　本例切除范围

【关键步骤】

1. 肠系膜下动脉(IMA)根部253组淋巴结清扫　在肠系膜下丛(IMP)左右侧束夹角,沿右侧束内侧向上分离IMA根部,清扫其根部淋巴结后,距根部0.5cm处上夹切断。

2. 腹膜反折至肛提肌平面的环周分离

(1) 直肠后间隙解剖分离:按全系膜切除原则分离至肛提肌平面,用吸引器头敲击证实尾骨尖位置。

(2) 直肠前间隙分离:在腹膜反折上1cm弧形切开腹膜,沿迪氏筋膜表面向下分离,在距双侧精囊底部0.5cm处倒U形切断迪氏筋膜前叶,沿迪氏筋膜后间隙分离至前列腺上缘,注意保护迪氏筋膜前外侧的NVB。

(3) 直肠两侧方间隙分离:沿直肠前方已显露的迪氏筋膜后间隙向侧方,从上向下较从下向上分离,更易找到正确的侧方间隙(图5、图6)。

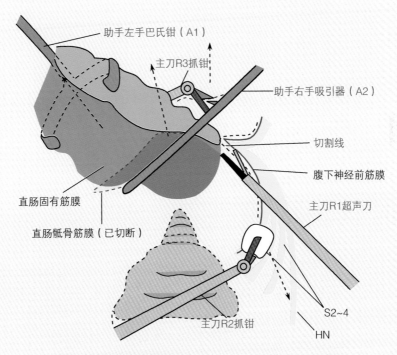

图5　右盆侧后方间隙分离Holy plane各器械力矩示意图

3. 肛提肌环周切除　由于本例直肠癌位于肛提肌裂孔以下(T$_4$)直肠后壁,故术者采用个体化切除,即在肛提肌裂孔边缘1cm处切断肛提肌。当沿直肠环周分离达肛提肌起始点(肛提肌腱弓)呈灰白色,可通过器械敲击感知有骨性感,即为肛提肌腱弓。继续向内环周分离,达肛提肌裂孔边缘1cm。由于癌肿位于直肠后壁,故在直肠两侧肛提肌裂孔边缘约1cm处,从上向下切开该肌肉,可见黄色坐骨肛管间隙脂肪组织暴露,于尾骨尖会

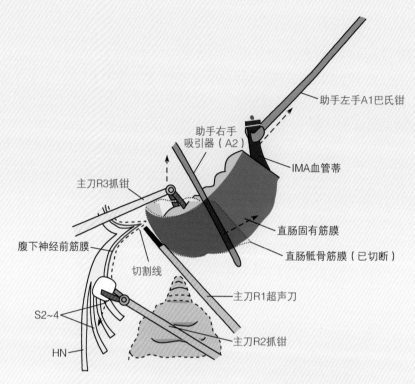

助手左手A1巴氏钳

助手右手
吸引器（A2）

IMA血管蒂

主刀R3抓钳

直肠固有筋膜

直肠骶骨筋膜（已切断）

腹下神经前筋膜

切割线

主刀R1超声刀

S2~4

HN

主刀R2抓钳

图6 左盆侧后方间隙分离 Holy plane 各器械力矩示意图

合即可。

4. 腹膜外乙状结肠造口。

5. 会阴部手术 切除标本,间断减张全层缝合皮肤与皮下脂肪组织。

【学习要点】

1. 术式核心 掌握手术适应证:①位于肛提肌裂孔或其以下的低位直肠癌,侵犯直肠纵肌(T_3)或肛门外括约肌与肛提肌(T_4),包括新辅助放、化疗后仍为 T_3 或 T_4 者;②低位直肠癌(如上述)位于直肠两侧,前方未侵犯精囊或前列腺,后方未侵犯骶尾骨者;③如侵犯精囊或前列腺可行联合脏器切除达 R_0 切除,如侵犯骶尾骨可行联合切除达 R_0 切除。

2. 重要理念

(1) 目前经会阴途径 ELAPE 存在的问题

1) 术中需翻转体位:腹组分离至腹膜反折下精囊水平停止,需转为俯卧折刀位,延长了手术创伤时间,术中翻转体位费时费力。

2) 神经保护:经会阴部分离肛提肌断面以上的直肠两侧方平面较盲目,不利于 NVB 的保护。

3) 盆膈重建:不论肿瘤侵犯的深度及范围均行肛提肌全切除,增加盆膈修复难度及盆神经损伤概率,且其合理性尚需论证。

(2) 经腹途径 ELAPE 的优点:①直视下经腹途径有利于保护直肠前方双侧 NVB;②肛提肌个体化切除:根据 T 分期,对于 T_3/T_4 期患者先行新辅助放、化疗,降期后再根据术前 MRI 提示肿瘤所在位置、外侵范围及术中探查,个体化决定肛提肌切除范围;③术中不需要翻转体位,简化了会阴部操作,缩短手术创伤时间。

视频 14
机器人肛提肌外腹
会阴联合切除术

15 | 机器人腹腔镜辅助直肠癌经腹会阴联合切除术

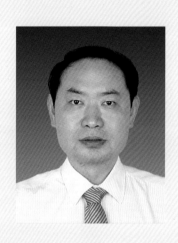

【术者介绍】

手术医生:李太原

术者单位:南昌大学第一附属医院

教授,主任医师,博士研究生导师

中国医师协会医学机器人医师分会常务委员

中国医师协会肛肠医师分会常务委员

国际 NOSES 联盟委员

中国 NOSES 联盟江西省 NOSES 分会理事长

国家卫生健康委能力建设和继续教育外科学专家委员会委员

【病情简介】

患者,男性,56 岁。

1. 主诉 大便带血 2 月余。

2. 诊断 直肠癌,临床分期为 $cT_3N_1M_0$。

3. 检查结果

(1) 肠镜:直肠距肛门 2cm 可见一菜花状新生物,占据 1/2 周。

(2) 活检病理:(直肠)中分化腺癌。

(3) 盆腔 CT:直肠管壁局部增厚(图 1)。

(4) 盆腔 MRI:直肠下段局部增厚,侵犯浆膜层,肠系膜区可见增大淋巴结(图 2)。

(5) 肿瘤标志物及其他检查未见明显异常。

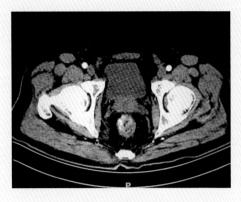 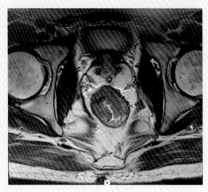

图 1　盆腔 CT　　　　　　　　　　图 2　盆腔 MRI

【术式概况】

1. 手术名称　机器人腹腔镜辅助直肠癌经腹会阴联合切除术。
2. 体位　截石位。
3. 入路方式　腹部中间入路联合会阴入路。
4. 器械设备　达芬奇手术机器人、电剪。
5. 吻合方式　左下腹乙状结肠单腔造口。

【关键步骤】

1. 机器人 3 号臂提起乙状结肠系膜,2 号臂提起肠系膜下动脉,游离解剖肠系膜下动脉。
2. 清扫 253 组淋巴结,分别离断肠系膜下静脉、肠系膜下动脉。
3. 沿 Toldt 间隙向外向下分离,保护左、右下腹下丛,直肠后方锐性分离至肛尾韧带。
4. 打开乙状结肠左右系膜在腹膜反折上约 1cm 会师,离断迪氏筋膜,前方游离至精囊下方,离断左右直肠侧韧带,继续游离至肛提肌裂孔。
5. 在肿瘤上方 10cm 以上裁剪乙状结肠系膜,直线切割闭合器离断乙状结肠。
6. 倒刺线缝合腹膜,关闭盆膈。
7. 于左下腹行乙状结肠造口。
8. 会阴组绕肛门做梭形切口,分离至肛提肌,先离断尾骨和骶前筋膜进入盆腔,再沿盆壁向两侧切断肛提肌,最后分离前方的前列腺。

【学习要点】

1. 利用机器人在盆膈解剖游离的优势,锐性分离直肠系膜至盆底肌,同时对血管神经进行有效保护。

2. 裁剪直肠两侧系膜时两侧提前预留足够的腹膜,方便通过倒刺线连续缝合关闭盆膈。

3. 会阴组分离至盆底肌时先离断尾骨和骶前筋膜进入盆腔,将示指探入盆腔可以为两侧和前方的游离提供引导。

视频 15
机器人腹腔镜辅助
直肠癌经腹会阴
联合切除术

16 | 腹部无辅助切口经肛门外翻切除标本的 机器人低位直肠癌根治术(NOSES I式 F 法)

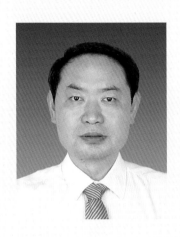

【术者介绍】

手术医生:李太原

术者单位:南昌大学第一附属医院

教授,主任医师,博士研究生导师

中国医师协会医学机器人医师分会常务委员

中国医师协会肛肠医师分会常务委员

国际 NOSES 联盟委员

中国 NOSES 联盟江西省 NOSES 分会理事长

国家卫生健康委能力建设和继续教育外科学专家委员会

委员

【病情简介】

患者,男性,51 岁。

1. 主诉　排便次数增多伴出血 10 天。

2. 诊断　直肠癌,临床分期为 $cT_3N_0M_0$。

3. 检查结果

(1) 肠镜:距肛门 5cm 可见一菜花状肿物,占据肠壁约 1/3 周。

(2) 病理检查:(直肠)中分化腺癌。

(3) 腹部 CT:直肠下段偏心性增厚(图 1)。

【术式概况】

1. 手术名称　腹部无辅助切口经肛门外翻切除标本的机器人低位直肠癌根治术(NOSES I式

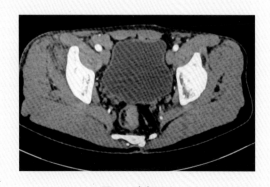

图 1　腹部 CT

F 法)。

2. 体位 截石位。

3. 入路方式 中间入路。

4. 器械设备 达芬奇手术机器人、电剪、双极电凝、无创抓钳、持针器。

5. 吻合方式 端端吻合（腔内）。

【关键步骤】

1. 机器人 3 号臂提起乙状结肠系膜，2 号臂提起肠系膜下动脉，游离解剖肠系膜下动脉。

2. 清扫 253 组淋巴结，保留左结肠动脉，分别离断肠系膜下静脉、肠系膜下动脉。

3. 沿 Toldt 间隙向外、向下分离，保护左、右下腹下丛，直肠后方锐性分离至肛尾韧带。

4. 打开乙状结肠左、右系膜在腹膜反折上约 1cm 会师，前方游离至肿瘤下方约 2cm 处，离断左右直肠侧韧带，继续游离至肛提肌裂孔。

5. 在肿瘤上方 10cm 以上裸化乙状结肠，从肛门插入卵圆钳，将裸化的乙状结肠缝至卵圆钳上，充分扩肛，轻柔外翻直肠。

6. 冲洗外翻直肠，切断直肠，近端直肠插入抵钉座，还纳入腹腔。

7. 在肿瘤下方至少 1cm 处直视下离断直肠。

8. 选择大小合适的吻合器行直肠 - 乙状结肠吻合，冲洗腹腔、盆腔，放置引流管。

【学习要点】

1. 选择合适的患者，适用低位直肠癌或良性肿瘤，或内镜粘膜下剥离术（endoscopic mucosal dissection，ESD）后有复发的高危患者，肿瘤小于 3cm，侵犯肠管小于 1/2 周，肿瘤下缘 2~3cm，系膜不能太肥厚。

2. 直肠下方游离，后至肛尾韧带，左右至肛提肌裂孔。

3. 上方游离至结肠脾曲，保证乙状结肠足够长。

4. 外翻直肠时要轻柔、有耐心，时刻注意无菌、无瘤。

视频 16

腹部无辅助切口经肛门外翻切除标本的机器人低位直肠癌根治术（NOSES I式 F 法）

17 │ 腹部无辅助切口经直肠拉出切除标本的机器人中低位直肠癌根治术（NOSES Ⅱ式）

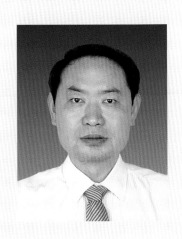

【术者介绍】

手术医生：李太原

术者单位：南昌大学第一附属医院

教授，主任医师，博士研究生导师

中国医师协会医学机器人医师分会常务委员

中国医师协会肛肠医师分会常务委员

国际 NOSES 联盟委员

中国 NOSES 联盟江西省 NOSES 分会理事长

国家卫生健康委能力建设和继续教育外科学专家委员会委员

【病情简介】

患者，男性，53 岁。

1. **主诉** 大便性状改变 2 月余。

2. **诊断** 直肠癌，临床分期为 $cT_3N_0M_0$。

3. **检查结果**

（1）肠镜：直肠距肛门 6cm 可见一菜花状新生物，占据 1/3 周。

（2）活检病理：（直肠）腺癌。

（3）盆腔 CT：直肠管壁局部增厚（图 1）。

（4）盆腔 MRI：直肠管壁局限性增厚，病变侵及浆膜层（图 2）。

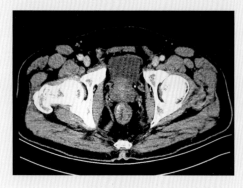 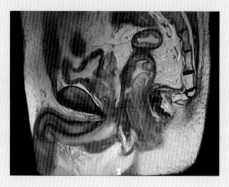

图 1　盆腔 CT　　　　　　　　　　　图 2　盆腔 MRI

【术式概况】

1. **手术名称**　腹部无辅助切口经直肠拉出切除标本的机器人中低位直肠癌根治术（NOSES Ⅱ式）。

2. **体位**　截石位。

3. **入路方式**　中间入路。

4. **器械设备**　达芬奇手术机器人、电剪、双极电凝、无创抓钳、持针器。

5. **吻合方式**　端端吻合（腔内）。

【关键步骤】

1. 机器人 3 号臂提起乙状结肠系膜，2 号臂提起肠系膜下动脉，游离解剖肠系膜下动脉各分支。

2. 清扫 253 组淋巴结，保留左结肠动脉，分别离断肠系膜下静脉、直肠上动脉、乙状结肠动脉。

3. 沿 Toldt 间隙向外、向下分离，保护左、右下腹下丛，直肠后方锐性分离至肿瘤下方 3cm。

4. 打开乙状结肠左、右系膜在腹膜反折上约 1cm 会师，推开迪氏筋膜前后叶，前方游离至肿瘤下方约 3cm 处，离断左右直肠侧韧带，裸化远端直肠并离断。

5. 在肿瘤上方 10cm 以上裸化乙状结肠，扩肛并冲洗干净直肠，剪开直肠，从 Trocar 孔处放置保护套，从肛门拖出保护套，用卵圆钳将近端直肠拖出肛门外，裸化的乙状结肠处上荷包钳后离断标本，近端置入抵钉座，还纳入腹腔。

6. 用合适大小的吻合器行直肠 - 乙状结肠吻合，倒刺线浆肌层加固，冲洗腹腔、盆腔，放置引流管。

【学习要点】

1. 选择合适的患者，肿瘤小于 3cm，侵犯肠管小于 1/2 周，系膜不能太肥厚。

2. 近端结肠充分游离,必要时游离结肠脾曲,保证乙状结肠足够长,方便从直肠取标本。

3. 保护套从 Trocar 置入,从直肠拖出,避免保护套逆行污染腹腔。

4. 直肠拖出切除后,近端乙状结肠放置抵钉座还纳入腹腔后要仔细观察血供,如有可疑血供不好,不要存在犹豫与侥幸心理,应将抵钉座继续送入近端结肠至血供满意处。

5. 外翻直肠时要轻柔、有耐心,时刻注意无菌、无瘤。

视频 17
腹部无辅助切口经直肠拉出切除标本的机器人中低位直肠癌根治术(NOSES Ⅱ式)

18 │ 腹部无辅助切口经肛门外翻切除标本的机器人低位直肠癌根治术

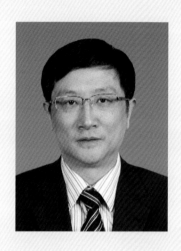

【术者介绍】

手术医生：许剑民

术者单位：复旦大学附属中山医院

教授，主任医师，博士研究生导师

中国医师协会结直肠肿瘤专业委员会副主任委员

中国医师协会外科医师分会结直肠外科医师委员会常务委员兼副秘书长

中国临床肿瘤学会理事兼结直肠癌专家委员会副主任委员

中国抗癌协会大肠癌专业委员会常务委员兼肝转移学组组长

【病情简介】

患者，女性，66 岁，BMI=24.4kg/m²。

1. 主诉　大便带血 2 个月。

2. 诊断　直肠癌，临床分期为 $cT_3N_xM_0$。

3. 检查结果

（1）体格检查：距肛缘 6cm 后壁触及隆起溃疡型肿物，占据 1/2 周，指套未见血染。

（2）肠镜：距肛缘 5cm 可见一菜花样肿块，占肠腔 1/2 周。

（3）活检病理：腺癌。

（4）正电子发射计算机体层显像仪（positron emission tomography and computed tomography，PET/CT）、直肠 MRI：直肠中下段癌（图 1、图 2）。

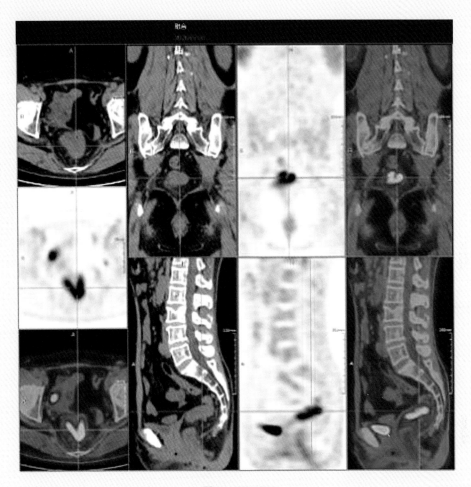

图 1 PET/CT

【术式概况】

1. 手术名称 腹部无辅助切口经肛门外翻切除标本的机器人低位直肠癌根治术（NOSES I式B法）。

2. 体位 剪刀位。

3. 入路方式 中间入路。

4. 器械设备 达芬奇手术机器人、LigaSure 血管闭合系统。

5. 吻合方式 功能性端端吻合（腔内）。

【关键步骤】

1. 中间入路进入疏松 Toldt 间隙，随后拓展。从尾侧向头侧分离至肠系膜下动脉根部，注意保护肠系膜下

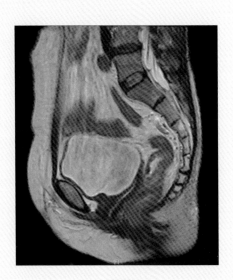

图 2 直肠 MRI

丛。清扫肠系膜下血管根部淋巴结,即 253 组淋巴结。

2. 游离肠系膜下静脉,予以离断。保留左结肠动脉,离断直肠上动脉。

3. 从外侧打开乙状结肠系膜,继续游离乙状结肠系膜。

4. 分离直肠系膜,采用先后方、再两侧、最后前方的顺序。首先采用锐性分离直肠后间隙,注意保护双侧腹下神经和盆腔神经。随后在腹膜反折上切开。切开两侧直肠侧方系膜。两侧侧方分离时,注意层次,既要完整切除直肠系膜,又要保护盆腔神经。分离至两侧前方时需要及时弧形内收,避免损伤血管神经束。继续锐性分离直肠前间隙,向下分离至直肠系膜终点,即肛提肌裂孔水平。

5. 裁剪系膜,裸化肠管。使用 60mm 直线切割闭合器切断肠管。助手在会阴部将肠管外翻,切开黏膜,放置抵钉座进入盆膈。使用弧形切割闭合器在直视下离断肠管。

6. 腔内行功能性端端吻合,注意检查结肠系膜无扭转。

7. 肛门注射亚甲蓝检测吻合口完整程度。机器人缝合予间断缝合加固吻合口。放置肛管减压。在吻合口后方左右分别放置引流,并用倒刺线缝合关闭盆膈。

【学习要点】

1. 清扫肠系膜下血管根部淋巴结时,注意保护肠系膜下丛。

2. 离断肠系膜下动脉时,尽量保留左结肠动脉。

3. 手术全程强调无瘤无菌原则,尤其是机器人下行经肛门直肠外翻取出标本和消化道重建时。

4. 充分利用机器人缝合优势,缝合荷包和缝合加固等。

视频 18

腹部无辅助切口
经肛门外翻切除
标本的机器人低位
直肠癌根治术

结直肠肿瘤根治性手术

直肠癌

NOSES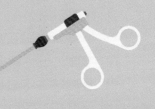

19 | 完全经肛腔镜直肠癌全系膜切除术

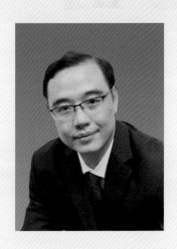

【术者介绍】

手术医生：康亮

术者单位：中山大学附属第六医院

教授，主任医师，博士研究生导师

中国 NOSES 联盟广东分会理事长

中国经肛腔镜外科学院院长

中国中西医结合学会大肠肛门病专业委员会腹腔镜学组委员

中国中西医结合学会大肠肛门病专业委员会中青年委员

广东省医院协会结直肠肿瘤专业委员会常务委员

【病情简介】

患者，女性，43 岁。

1. 主诉　大便带血 2 月余。

2. 诊断　直肠癌。

3. 检查结果

（1）肠镜：距肛缘 6cm 见一大小约 3cm×4cm 溃疡型肿物。

（2）病理：中分化腺癌。

（3）盆腔 MRI：示分期为 $T_3N_0M_0$（图 1）。

（4）盆腔 CT：直肠中段肿瘤，分期 $T_3N_0M_0$。

【术式概况】

1. 手术名称　完全经肛腔镜直肠癌全系膜切除术（pure-taTME）。

2. 体位　改良截石位（双腿外展大于 120°）。

3. 术中站位　见图 2。

4. 手术入路　完全经肛入路。

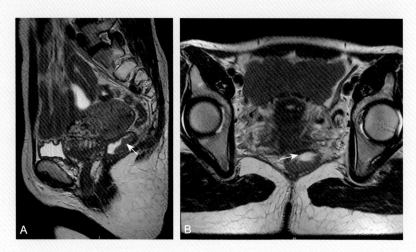

图 1 盆腔 MRI
A. 矢状面;B. 水平面。箭头示肿瘤。

5. 器械设备 爱尔希(Airseal)高流量恒压气腹肌(图 3),肛门自动拉钩(图 4),经肛单孔 Port(图 5)。

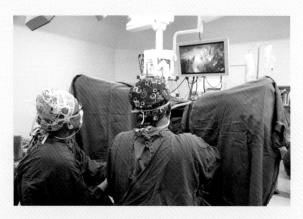

图 2 术中体位/站位

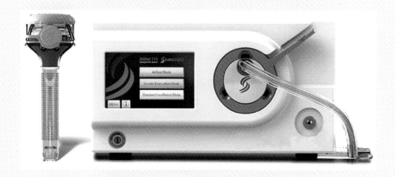

图 3 Airseal 高流量恒压气腹机

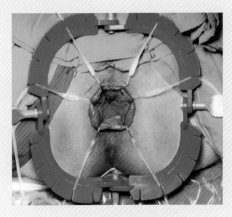

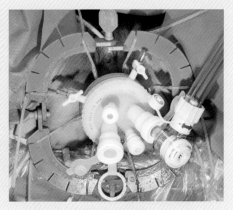

图 4　肛门自动拉钩　　　　　图 5　经肛单孔 Port

【关键步骤】

1. 放置经肛单孔 Port。

2. 肿瘤远端 2cm 处,荷包缝合肠腔,冲洗干净远端肠管。

3. 电切 / 电凝,逐层切开肠壁全层(黏膜层,黏膜下层,环行肌,纵行肌),进入正确平面。

4. 由尾侧向头侧,螺旋式分离直肠系膜。

5. 直肠前壁打开腹膜反折,将直肠远端翻入腹腔,充分游离直肠后间隙至骶岬水平。

6. 游离肠系膜下动、静脉,并离断,充分拓展左侧 Toldt 间隙。

7. 经肛拖出,并离断标本。

8. 直肠远端荷包缝合,行结肠 - 直肠 / 肛管端端吻合。

【学习要点】

1. 经肛手术时,肿瘤远端荷包缝合非常重要,既要缝合严密,又不能进针太深。收紧荷包后,要能完全封闭肠腔。

2. 经肛手术是由黏膜到浆膜的解剖过程,在切开肠壁全层时,最好能一层层切开,顺着直肠纵行肌寻找正确的解剖间隙。

3. 直肠系膜周围间隙的分离,遵循筋膜层毛细血管为导向,牵拉后在靠近直肠系膜的三角顶点处分离(图 6)。

4. 直肠前壁打开腹膜反折后,将直肠远端翻入腹腔,可以更好地游离直肠上段。

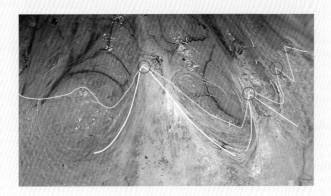

图 6 三角顶点分离法

视频 19

完全经肛腔镜直肠
癌全系膜切除术

20 | 腹部无辅助切口经肛门外翻切除标本的腹腔镜下低位直肠癌根治术

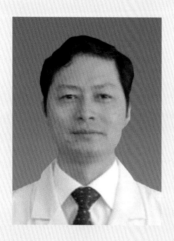

【术者介绍】

手术医生:蔡建春

术者单位:厦门大学附属中山医院,厦门市胃肠肿瘤重点实验室,厦门大学医学院胃肠肿瘤研究所

教授,主任医师,博士研究生导师

中国 NOSES 联盟副主席

中华医学会肿瘤学分会胃肠肿瘤学组副组长

中国 NOSES 联盟福建省分会理事长

福建省医学会肿瘤学分会副主任委员

【病情简介】

患者,男性,59 岁。

1. 主诉　排便习惯及大便性状改变 2 个月。

2. 诊断　直肠腺癌,临床分期为 $cT_3N_0M_0$。

3. 检查结果

(1) 肠镜:距肛缘 5cm 见一肿瘤,占据肠腔 1/2 周。

(2) 病理活检:示中分化腺癌。

(3) 盆腔 MRI:距肛缘 5cm 直肠前壁见一病灶,浸润至肌层,环周切缘(−)(图 1)。

(4) 盆腔 CT:未见远处转移,临床分期 $cT_3N_0M_0$。

【术式概况】

1. 体位　功能截石位。

2. 入路方式　中间入路。

3. 器械设备　高清腹腔镜、超声刀。

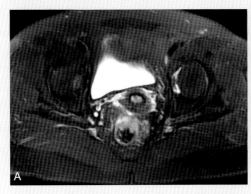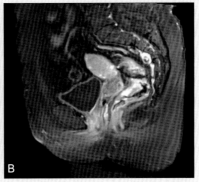

图 1　盆腔 MRI
A. 水平面;B. 矢状位。

4. 吻合方式　端端吻合(腔内)。

【关键步骤】

1. 助手向前外侧牵拉上段直肠及乙状结肠的肠系膜并尽量展平,主刀于骶骨岬右外侧牵拉相应的腹膜,展现膜桥并用超声刀缓慢切开,进入 Toldt 间隙,并向外侧、头侧方向拓展。

2. 显露左侧输尿管后,仔细分离肠系膜下动脉根部的"天窗"并裸化血管根部,距根部0.5cm 离断肠系膜下动脉,通过牵拉可显示肠系膜下丛左侧束进入系膜的分支并离断;继续向外侧拓展间隙,显露左生殖血管后再处理肠系膜下静脉;253 组淋巴结外侧界为 IMV 内侧缘,常规于左结肠静脉远端离断肠系膜下静脉,有利于降结肠的静脉回流,并且不影响 253 组淋巴结的清扫。

3. 可选择性保留或不保留左结肠动脉等分支。

4. 继续向下,按照全系膜切除原则完整游离直肠系膜至系膜终点线,并向近端裸化 2cm 直肠。

5. 采用"三步法"游离肿瘤近侧系膜,向远端裸化 2cm 的肠壁,并于中点使用腔内直线切割缝合器切断并闭合肠管,有利于肠管经肛门外翻。

6. 采用"两步法"经肛门外翻标本　①经肛门伸入卵圆钳达肠管断端并夹住裸化后的肠壁,外翻肠管;②肿瘤近端正常的肠壁全层切开 1cm 长的切口,并伸入卵圆钳,于盆腔夹住裁剪后的肠系膜下血管干的尾端,并向外拉出。

7. 距肿瘤远端 1~2cm 上荷包钳后切断直肠,在电线套或蔡氏套管器内将抵钉座送入腹腔,再收紧荷包线并打结;用圈套器法于近端结肠内放置抵钉座。

8. 腔内完成端端吻合,重建消化道。

【学习要点】

1. 切开膜桥时利用超声刀的汽化作用,有利于寻找正确的 Toldt 间隙;借助神经丛及小血管走行有助于确定正确的层面。

2. 于肠系膜下动脉根部的"天窗"裸化血管,既保证 253 组淋巴结的清扫,又有利于保护肠系膜下丛。

3. 游离直肠系膜至系膜终点线,并向近端裸化 2cm 的直肠,可保证外翻后肠管离断时直肠的全系膜切除。

4. 采用"两步法"有利于标本的外翻。

5. 用圈套器法放置抵钉座,可减少一侧"狗耳",一定程度上可降低发生吻合口瘘的风险。

视频 20

腹部无辅助切口经
肛门外翻切除标本
的腹腔镜下低位
直肠癌根治术

21 | 腹腔镜下低位直肠癌精准保肛术

【术者介绍】

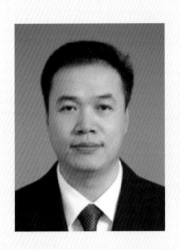

手术医生:刘忠臣

术者单位:上海市第十人民医院

教授,主任医师,博士研究生导师

中国医师协会结直肠肿瘤专业委员会常务委员

中国抗癌协会大肠癌专业委员会腹腔镜学组委员

【病情简介】

患者,女性,38 岁,BMI=19.5kg/m^2。

1. 主诉　大便带血 1 月余。

2. 诊断　直肠恶性肿瘤。

3. 检查结果

(1) 盆腔 MRI:直肠中下段占位灶,考虑直肠癌,临床分期为 $T_1N_0M_0$(图 1)。

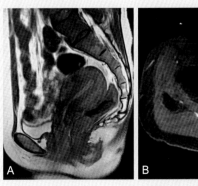
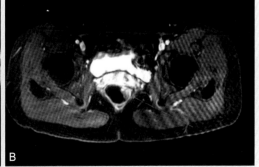

图 1　盆腔 MRI

A. T_2WI,矢状位;B. 增强,水平位。

（2）肠镜病理：高级别上皮内瘤变伴癌变。

【术式概况】

1. 手术名称　腹腔镜下直肠癌精准保肛术。
2. 体位　改良截石位，双上肢内收。
3. 穿刺孔位置　见图2。

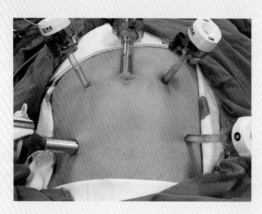

图2　穿刺孔位置

4. 器械设备　高清腹腔镜、超声刀。
5. 吻合方式　拖出式经肛吻合。

【关键步骤】

1. 自骶骨岬平面切开乙状结肠系膜，进入 Toldt 间隙。
2. 清扫肠系膜下动脉根部淋巴结，离断肠系膜下动、静脉，保留左结肠动脉。经 Toldt 间隙游离乙状结肠及降结肠。
3. 自左右直肠旁沟进入盆腔，分离直肠两侧系膜，沿 Toldt 间隙向下进入直肠后间隙，走行于 Holly 平面内，切断直肠骶骨筋膜。
4. 于腹膜反折上方 1cm 处切开迪氏筋膜，注意保护下腹下丛及血管神经束，充分显露盆底肌，裁剪直肠及乙状结肠系膜。
5. 经肛旋转置入螺纹扩肛器，缓慢扩张肛门，取出内芯，妥善固定扩肛器。
6. 测量肿瘤下缘距齿状线距离，标记预切线，距肿瘤下缘 1.5cm 全层切开直肠肠壁，经肛拖出肠管及肿瘤。
7. 切断肠管，置入螺纹肠管支撑器，垂直褥式缝合肠壁。经肛置入喇叭形肛管，取出螺纹扩肛器。

【学习要点】

  1. 充分拓展 Toldt 间隙,保护输尿管及生殖血管。

  2. 在正常层面游离直肠系膜,直肠前间隙从迪氏筋膜前后叶间隙进入,直肠后间隙以直肠骶骨韧带为标志,注意保护两侧下腹下丛及神经血管束。

  3. 经肛切除时暴露充分,注意肿瘤下缘与齿状线的位置关系。吻合以垂直褥式缝合进行。

视频 21
腹腔镜下低位直肠癌
精准保肛术

22 | 腹部无辅助切口经肛门外翻切除标本的腹腔镜下低位直肠癌根治术

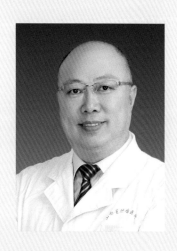

【术者简介】

手术医生：江波

术者单位：山西省肿瘤医院

主任医师，教授，硕士研究生导师

中国研究型医院学会肿瘤学专业委员会常务委员

中国 NOSES 联盟山西分会理事长

山西省抗癌协会大肠癌专业委员会主任委员

【病情简介】

患者，女性，59 岁，BMI=23.1kg/m^2。

1. 主诉　间断脓血便 3 个月。

2. 既往史　20 年前行"左侧卵巢囊肿手术"。

3. 检查结果

（1）直肠指检（膝胸位）：距肛缘 3cm 直肠右前壁可触及肿物下界，上界距肛缘 5cm，活动尚可，指套血染。

（2）结肠镜检查：距肛门 2~4cm 可见溃疡型肿物生长，占据管腔 1/2 周，表面溃烂，质脆，钳取易出血。病理检查示直肠腺癌 Ⅱ 级。

（3）盆腔 MRI：距肛门约 4cm 处直肠中下段管壁局部增厚，以前壁及右侧壁为著，最厚处约 1.1cm，病变上下范围约 3.3cm，局部管腔狭窄，近端肠腔扩张，肠周系膜内未见可疑阳性淋巴结。

【术式概况】

1. 手术名称　腹部无辅助切口经肛门外翻切除标本的腹腔镜下低位直肠癌根治术

（Bacon）。

    2. 体位　分腿平卧位或功能截石位。

    3. 入路方式　中间入路。

    4. 器械设备　高清腹腔镜,超声刀。

    5. 吻合方式　经肛门拖出进行吻合。

【关键步骤】

    1. 术者在骶骨岬下方 3~5cm 直肠系膜薄弱处切割第一刀。

    2. 用超声刀在根部预切线逐层分离裸化肠系膜下动、静脉,充分裸化后进行结扎切断。

    3. 沿骶前间隙向下方分离,可见下腹下丛走行,在分叉处沿神经表面用超声刀匀速推行分离。

    4. 按全系膜切除原则游离至肛门括约肌内外间隙。

    5. 会阴部操作,从肛门括约肌间沟上方,肿瘤下方 1~2cm 处环形闭合肛门。

    6. 自肛门将游离肠段向下拖出,操作轻柔,注意无菌无瘤原则,保持系膜完整性,避免损失肠管。

【学习要点】

    1. 系膜根部淋巴结清扫应掌握整块切除技术;血管裸化距离不应过长,够结扎即可。

    2. 操作过程中,严格遵循全系膜切除原则;注意保护左侧输尿管和左侧生殖血管,同时注意不要损伤双侧下腹下丛。

    3. 乙状结肠系膜游离的长度要长一些,才可拉出肛门外。

    4. 荷包线缝合肛管,既降低瘤细胞脱落种植及肠内容物污染的风险,又保证下切缘距离。

    5. 自肛门将游离肠段向下拖出,操作轻柔,避免用力过大破坏系膜完整性。

视频 22

腹部无辅助切口经肛门外翻切除标本的腹腔镜下低位直肠癌根治术

23 | 腹部无辅助切口经肛门取出标本的腹腔镜下低位直肠癌前切除术

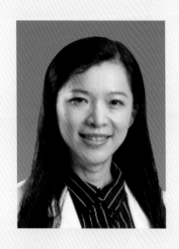

【术者介绍】

手术医生:沈名吟

术者单位:中国医药大学(中国台湾)新竹附设医院教授,主任医师

中国医药大学(中国台湾)新竹附设医院大肠直肠外科主任

海峡两岸医药卫生交流协会消化道外科专业委员会常务委员

国际 NOSES 联盟委员

【病情简介】

患者,女性,43 岁。

1. 主诉　血便及下腹间断性腹痛 1 月余。

2. 诊断　高位直肠癌。

3. 检查结果　病理检查示中分化腺癌,结肠镜检查见图 1,CT 未见远处转移(图 2),临床分期为 $cT_3N_1M_0$。

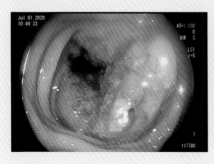

图 1　结肠镜

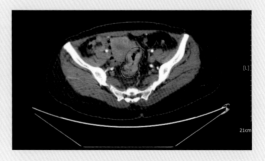

图 2　腹部 CT

【术式概况】

1. **手术名称** 腹部无辅助切口经肛门取出标本的腹腔镜直肠癌低位前切除术(高位吻合)(NOSES Ⅳ式)。

2. **体位** 功能截石位。

3. **入路方式** 中间入路。

4. **器械设备** 3D 腹腔镜、LigaSure 血管闭合系统、Maryland jaw 37cm 钳口手术闭合器。

5. **吻合方式** 单吻合器端侧吻合(腔内)。

【关键步骤】

1. 第一刀切开肠系膜下静脉与胰腺交界处的腹膜。

2. 在胰腺下缘切断肠系膜下静脉后,自中间入路游离降结肠系膜及脾曲。

3. 高位切断肠系膜下动脉,自中间入路游离乙状结肠及直肠上段系膜。

4. 游离左侧结肠外侧及直肠。

5. 离断肿瘤上下方,经肛门取标本。

6. 腔内行单吻合器端侧吻合。

7. 关闭切口。

【学习要点】

1. 游离脾曲时应小心避免伤及周边器官,如脾、胰、胃等。

2. 游离过程中需沿无血管区分离,并避免伤及自主神经。

3. 在完全腹腔镜下行消化道重建和经肛门取出标本,尤其要注意无瘤无菌操作。

4. 吻合过程中必须注意避免扭转。

视频 23

腹部无辅助切口
经肛门取出标本的
腹腔镜下低位
直肠癌前切除术

24 | 腹部无辅助切口经直肠拖出标本的腹腔镜下中位直肠癌前切除术

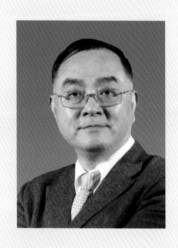

【术者介绍】

手术医生：傅传刚

术者单位：上海市东方医院 / 同济大学附属东方医院

教授，主任医师，博士研究生导师

国际 NOSES 联盟副主席

美国结直肠外科医师学会（American Society of Colon and Rectal Surgeons，ASCRS）荣誉委员

俄罗斯结直肠外科学会（Russian Association of Colorectal Surgeons，RACS）荣誉委员

【病情简介】

患者，女性，50 岁。

1. 主诉　腹泻 7 月余，加重伴出血 2 个月。

2. 诊断　直肠癌。

3. 检查结果　病理检查示腺癌，直肠 MRI（图 1）及腹部 CT（图 2）未见远处转移。

【术式概况】

1. 手术名称　腹部无切口经直肠标本拖出腹腔镜下中位直肠癌前切除术。

2. 体位　功能截石位。

3. 入路方式　中间入路。

4. 器械设备　3D 腹腔镜、电铲、超声刀。

5. 吻合方式　端端吻合。

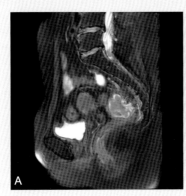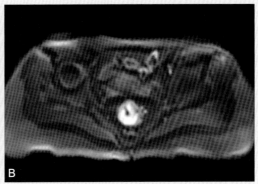

图 1　直肠 MRI

A. 矢状位；B. 横断位。

【关键步骤】

1. 采用右侧中间入路,沿乙状结肠右侧白线用电铲纵行切开系膜。

2. 沿 Toldt 间隙向左侧游离,暴露肠系膜下动脉,根部用血管夹闭合离断。同法处理肠系膜下静脉。

3. 游离乙状结肠系膜后方间隙,注意避开左侧输尿管及生殖血管。

4. 电铲切开乙状结肠和降结肠外侧腹膜。直肠两侧及后方游离系膜至肿瘤远侧约 3cm。

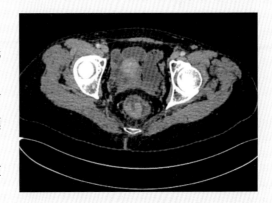

图 2　腹部 CT(横断位)

5. 丝带结扎肠管,其间助手经肛门用生理盐水反复冲洗远端肠腔,用干净纱布去除腔内多余的水分,充分扩肛至 4 指。

6. 裁剪乙状结肠系膜,肿瘤近侧约 10cm 处选择拟切断吻合部位,确定保留足够长度以使与远端吻合无张力。

7. 裸化肠壁,腹腔镜切割闭合器切断近端肠管,肿瘤远端结扎线远侧约 1cm 处用超声刀横断远侧肠壁,碘附纱条局部消毒。

8. 经肛门插入带齿柯克钳至直肠残端上方 4~5cm;经右下腹主操作 Trocar 内置入长 25cm 的标本保护套,柯克钳夹标本保护套结扎一端,从直肠腔内经肛门拖出。

9. 柯克钳夹吻合器抵钉座中心杆,经保护套将其放入腹腔。柯克钳夹已切除游离的体积较细的近侧肠管残端,经标本保护套内向体外拖出,同时,术者和助手用柯克钳向上方牵拉直肠残端的边缘,防止一起被翻入腔内,影响标本的拖出。

10. 标本完全进入保护套后,收紧近侧保护套开口处的结扎带,将保护套连同标本一起拖出。

11. 盆腔彻底冲洗后,钳夹提起远侧直肠残端,用倒刺线荷包缝合残端并收紧。剪除近端肠管残端闭合缘,局部消毒,置入抵钉座,用圈套器将肠壁环形固定于抵钉座中心杆上,清除多余肠壁组织。

12. 经肛门置入管型吻合器,中心杆从直肠残端中部穿出,与近端抵钉座合拢,完成吻合。用 V-lock 倒刺线连续缝合吻合口,于直肠后最低点放置引流管。

【学习要点】

1. 注意生殖血管和输尿管的显露和保护。

2. 在完全腹腔镜下行消化道重建和经直肠取出标本,尤其要注意无瘤无菌操作。

3. 吻合过程中必须注意避免扭转,观察近端肠管有无张力,必要时游离脾曲以减少张力。

视频 24
腹部无辅助切口
经直肠拖出标本的
腹腔镜下中位
直肠癌前切除术

25 | 腹部无辅助切口经直肠取出标本的腹腔镜下多原发癌（直肠及右半结肠）根治术

【术者介绍】

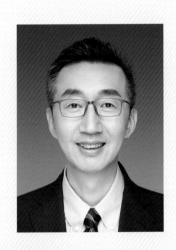

手术医生：王贵玉

术者单位：浙江省肿瘤医院

教授，主任医师，硕士研究生导师

中国抗癌协会肿瘤转移专业委员会常务委员

中国医师协会结直肠肿瘤专业委员会常务委员

中国医师协会外科医师分会大肠癌专业委员会委员

中国抗癌协会大肠癌专业委员会肝转移学组委员

中国抗癌学会大肠癌专业委员会委员

【病情简介】

患者，女性，45 岁。

1. 主诉　腹痛 2 个月。

2. 诊断　结肠癌，直肠癌。

3. 检查结果　两处病理检查均为腺癌，CT 未见远处转移（图 1、图 2），临床分期为结肠癌 $cT_2N_xM_0$，直肠癌 $cT_1N_0M_0$。

【术式概况】

1. 手术名称　腹部无辅助切口经直肠取出标本的腹腔镜下右半结肠癌根治术 + 直肠癌根治术（NOSES）。

2. 体位　分腿平卧位或功能截石位。

3. 入路方式　中间入路。

4. 器械设备　高清腹腔镜、超声刀。

5. 吻合方式　右半：功能性端端吻合（腔内），直肠：端端吻合吻合（腔内）。

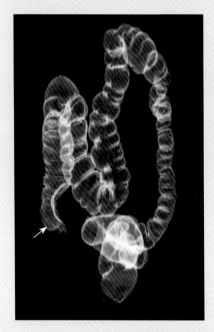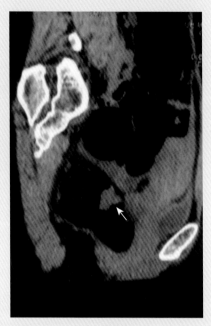

图 1　结肠三维 CT 重建
箭头示肿瘤。

图 2　结肠 CT
箭头示肿瘤。

【关键步骤】

1. 行右半结肠手术。打开回结肠动、静脉与肠系膜上静脉夹角有一凹陷薄弱处,分离至回结肠血管根部。

2. 沿肠系膜上静脉向上分离,依次处理可见回结肠血管、右结肠血管、副右结肠静脉及中结肠血管右支。

3. 裁剪回肠系膜与横结肠系膜。

4. 打开胃结肠韧带,游离大网膜。

5. 腔内行功能性端端吻合。

6. 进行直肠手术。于左、右髂血管分叉处切开乙状结肠右侧腹膜,向下切开至直肠的腹膜反折处,向上游离显露肠系膜下动静脉根部。

7. 显露并保护左侧输尿管,锐性分离(TME 原则)盆腔筋膜的脏层和壁层。

8. 裁剪乙状结肠系膜及直肠系膜。

9. 经直肠残端取出右半结肠标本,并将直肠标本经直肠拖出体外,切除标本后置入吻合器抵钉座。

10. 完成乙状结肠 - 直肠端端吻合。

【学习要点】

1. 该手术涉及的脏器较多,右半结肠存在血管变异,需要掌握好游离的步骤及层面。

2. 在完全腹腔镜下行消化道重建和经直肠取出右半结肠及直肠标本时,尤其要注意无瘤无菌操作。

3. 吻合方式需符合生理,注意避免扭转。

视频 25

腹部无辅助切口经直肠取出标本的腹腔镜下多原发癌(直肠及右半结肠)根治术

结直肠肿瘤根治性手术

结肠癌

开放手术

26 | 左半结肠癌根治术

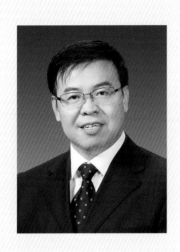

【术者介绍】

手术医生:王锡山

术者单位:国家癌症中心 / 中国医学科学院肿瘤医院

教授,主任医师,博士研究生导师

《中华结直肠疾病电子杂志》主编

中国医师协会结直肠肿瘤专业委员会主任委员

中国抗癌协会大肠癌专业委员会主任委员

中国抗癌协会大肠癌专业委员会青年委员会主任委员

国际 NOSES 联盟主席

中国 NOSES 联盟主席

【病情简介】

患者,男性,63 岁。

1. 主诉　腹痛、腹胀伴便血 9 个月。

2. 诊断　左半结肠癌。

3. 检查结果　病理检查示低分化腺癌,CT 示左半结肠癌,肠系膜下动脉根部可见肿大淋巴结,临床分期为 $cT_{4a}N_2M_0$。

【术式概况】

1. 手术名称　左半结肠癌根治术。

2. 体位　平卧位。

3. 切口　左侧旁正中切口。

4. 器械设备　电刀、超声刀。

5. 吻合方式　端侧吻合。

【关键步骤】

1. 结扎肿瘤两端肠腔，防止肿瘤在肠腔内扩散。

2. 打开降结肠侧腹膜，游离肠系膜下动脉，切断左结肠动脉、胃结肠韧带、中结肠动脉左支。

3. 分离乙状结肠系膜，切断乙状结肠动脉第一分支。

4. 处理横结肠系膜，裸化横结肠。

5. 整块切除肿瘤后吻合。

【学习要点】

1. 注意游离层面。

2. 保护神经及输尿管。

3. 贯彻无菌和无瘤技术，整块切除标本，根据淋巴结转移情况选择性扩大清扫。

4. 根据肿瘤位置和肠管情况，选择不同的吻合方式。

视频 26
左半结肠癌
根治术

27 | 右半结肠癌根治术

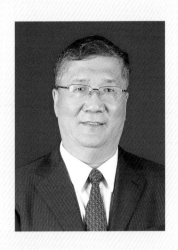

【术者介绍】

手术医生：房学东

术者单位：吉林大学中日联谊医院

教授，主任医师，博士研究生导师

吉林大学中日联谊医院副院长、新民院区院长

中国抗癌协会第五届胃癌专业委员会外科学组副组长

中国医师协会结直肠肿瘤专业委员会副主任委员

【病情简介】

患者，女性，70 岁。

1. 主诉　触及腹部肿块 1 月余。

2. 诊断　升结肠癌。

3. 检查结果　术前病理示腺癌，腹部 CT 检查未见远处转移（图 1），临床分期为 $cT_3N_0M_0$。

【术式概况】

1. 手术名称　右半结肠切除术（头侧入路）。

2. 体位　分腿平卧位或平卧位。

3. 切口　右侧经腹直肌。

4. 入路方式　头侧入路。

5. 器械设备　电刀、超声刀。

6. 吻合方式　功能性端端吻合。

【关键步骤】

1. 头侧入路，寻找胃系膜和结肠系膜间隙。

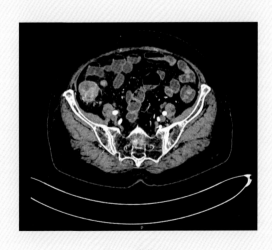

图 1　腹部 CT

2. 沿肠系膜上静脉向上分离,依次处理可见回结肠血管、右结肠血管、副右结肠静脉及中结肠血管右支。

3. 解剖胃结肠干。

4. 分离升结肠及横结肠后间隙。

5. 遵循不接触肿瘤原则,最后处理肿瘤床。

6. 切除适量肠管,完成消化道重建,关闭系膜。

【学习要点】

1. 头侧入路,优先处理血管分支,特别是 Henle 干。

2. 注意升结肠及横结肠后间隙的分离。

3. 遵循不接触肿瘤原则,最后处理肿瘤床。

视频 27

右半结肠癌
根治术

28 | 横结肠癌根治术

【术者介绍】

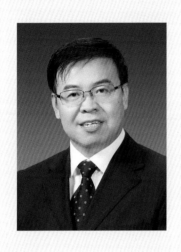

手术医生：王锡山

术者单位：国家癌症中心 / 中国医学科学院肿瘤医院

教授，主任医师，博士研究生导师

《中华结直肠疾病电子杂志》主编

中国医师协会结直肠肿瘤专业委员会主任委员

中国抗癌协会大肠癌专业委员会主任委员

中国抗癌协会大肠癌专业委员会青年委员会主任委员

国际 NOSES 联盟主席

中国 NOSES 联盟主席

【病情简介】

患者，男性，65 岁。

1. 主诉　腹痛、腹胀半年余。

2. 诊断　横结肠癌。

3. 检查结果　病理检查示中分化腺癌，CT 示横结肠癌，无远处转移。

【术式概况】

1. 手术名称　横结肠癌根治术。

2. 体位　平卧位。

3. 切口　上腹正中切口。

4. 器械设备　电刀、超声刀。

5. 吻合　端侧吻合。

【关键步骤】

1. 打开胃结肠韧带，清扫区域淋巴结。

2. 分离结扎中结肠动、静脉，清扫中结肠动脉周围淋巴结。

3. 沿胃网膜右血管向右游离，分离结扎右结肠血管并清扫淋巴结。

4. 游离结肠肝曲并裸化肠管，切除肠管，行端侧吻合。

【学习要点】

1. 横结肠癌相对少见，涉及多个解剖部位（胰、胃、脾、肾等），手术操作复杂，需要掌握好层面。

2. 血管的变异是手术操作的难点，需要结合术中情况进行准确判断。

3. 吻合方式需根据肠管的长度、肿瘤位置及术者的偏好进行选择。

视频 28
横结肠癌根治术

结直肠肿瘤根治性手术

结肠癌

腹腔镜手术

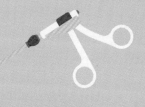

29 | 腹腔镜辅助下右半结肠癌根治性切除术 D3+CME 手术

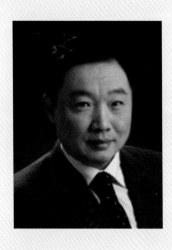

【术者介绍】

手术医生：龚建平

术者单位：华中科技大学同济医学院附属同济医院

教授，主任医师，博士研究生导师

中华医学会外科学分会委员

中华医学会外科学分会实验外科学组副组长

中国医师协会结直肠肿瘤专业委员会常务委员

中国医师协会结直肠肿瘤专业委员会亚微外科学组组长

【病情简介】

患者，男性，49 岁。

1. 主诉　头晕、乏力伴黑粪 1 年余。

2. 诊断　结肠肝曲肿瘤。

3. 检查结果　病理检查示高分化腺癌，CT 未见远处转移（图 1），临床分期为 $cT_3N_0M_0$。

【术式概况】

1. 手术名称　腹腔镜辅助下右半结肠癌根治性切除术 D3+CME 手术。

2. 体位　功能截石位。

3. 穿刺孔位置　见图 2。

4. 入路方式　中间入路。

5. 器械设备　高清 3D 腹腔镜、超声刀。

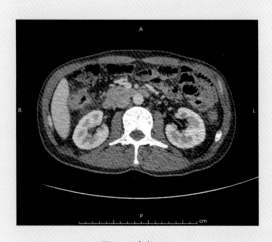

图 1　腹部 CT

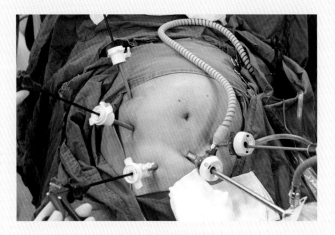

图 2　穿刺孔位置

6. 吻合方式　功能性端端吻合。

【关键步骤】

1. 第一刀打开回结肠动、静脉与肠系膜上静脉间结肠系膜,分离至回结肠血管根部。

2. 沿肠系膜上静脉向上分离,依次根部结扎回结肠血管、右结肠血管、中结肠血管及副右结肠静脉,分离此平面至肠系膜上动脉左侧缘。

3. 沿此平面拓宽间隙至十二指肠右侧缘,显露胰头。

4. 钝性分离胃网膜右系膜及横结肠系膜。

5. 打开回盲部腹膜反折处,钝性分离,切断 Monk's 白线。

6. 开腹行功能性端端吻合。

【学习要点】

1. 理解"膜解剖"中系膜与系膜床的概念是进行本术式的基础。

2. 根部结扎血管是保证系膜完整的重要手段。

视频 29
腹腔镜辅助下右半结
肠癌根治性切除术
D3+CME 手术

30 | 四步法腹腔镜下右半结肠癌根治术

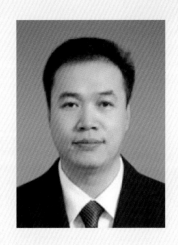

【术者介绍】

手术医生:刘忠臣

术者单位:上海市第十人民医院

教授,主任医师,博士研究生导师

中国医师协会结直肠肿瘤专业委员会常务委员

中国抗癌协会大肠癌专业委员会腹腔镜学组委员

【病情简介】

患者,女性,82岁,BMI=20kg/m²。

1. 主诉　腹痛伴肛门停止排气排便 3 天。

2. 诊断　升结肠恶性肿瘤;高血压(1 级,中危)。

3. 检查结果　病理检查示中分化腺癌,CT 未见远处转移(图 1),临床分期为 cT₃N₁M₀。

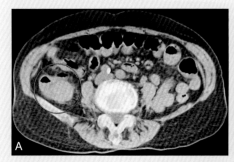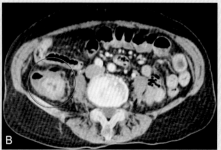

图 1　腹部 CT
A. 平扫;B. 增强(动脉期)。

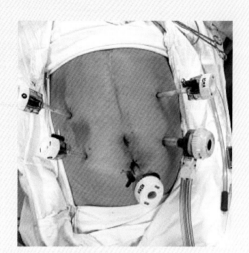

【术式概况】

1. 手术名称　四步法腹腔镜下右半结肠癌根治术。

2. 体位　分腿平卧位,双上肢内收。

3. 穿刺孔位置　见图2。

4. 入路方式　中间入路。

5. 器械设备　高清腹腔镜、超声刀。

6. 吻合方式　侧侧吻合(腔外)。

图2　穿刺孔位置

【关键步骤】

1. 从回结肠血管蒂下缘进入肠系膜血管周围间隙,并沿肠系膜血管向上扩展至胃背系膜胰腺前间隙、胰头前间隙;整块清除外科干淋巴结、胰头前及第6组淋巴结,进入分离胰十二指肠前间隙。

2. 进入、游离 Toldt 间隙,向右扩展至生殖血管外侧,向上扩展至结肠肝曲。

3. 切开回结肠腹膜反折及结肠侧腹膜。

4. 切除右侧大网膜、第6组淋巴结,切开肝结肠韧带。

5. 上腹正中切口进腹,腔外行末端回肠横结肠侧侧吻合。

【学习要点】

1. 以肠系膜血管为指引,逐步打通五个间隙:肠系膜血管周围间隙、胃背系膜胰腺前间隙、胰头前间隙、十二指肠前间隙和肾前间隙。

2. 注意在正常层面游离,保持间隙间筋膜的完整性。

3. 右半结肠的血管变异较多,应合理处理副右静脉、胃网膜静脉和中结肠静脉等。

4. 吻合过程中必须注意避免扭转。

视频 30
四步法腹腔镜下
右半结肠癌根治术

31 | 保留回盲部的腹腔镜下右半结肠癌根治术

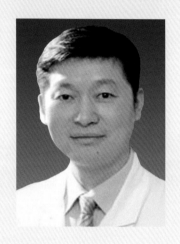

【术者介绍】

手术医生:丁克峰

术者单位:浙江大学医学院附属第二医院

教授,主任医师,博士研究生导师

浙江大学医学院附属第二医院副院长

中国抗癌协会大肠癌专业委员会候任主任委员

浙江省抗癌协会大肠癌专业委员会主任委员

【病情简介】

患者,女性,52岁。

1. 主诉　间断性腹痛20余天。

2. 诊断　结肠肝曲癌。

3. 检查结果　病理检查示管状腺瘤癌变,腹部 CT 未见远处转移(图 1),临床分期为 $cT_3N_0M_0$。

【术式概况】

1. 手术名称　保留回盲部的腹腔镜下右半结肠癌根治术(LISH 术)。

2. 体位　平卧或分腿平卧位。

3. 入路方式　尾侧入路。

4. 器械设备　高清腹腔镜、超声刀。

5. 吻合方式　盲肠横结肠端端吻合(体外)。

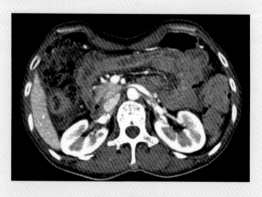

图 1　腹部 CT

【关键步骤】

1. 提起回盲部,沿黄白线打开侧腹膜进入右侧 Toldt 间隙,并拓展至十二指肠水平部,将回结肠血管蒂自后腹膜充分游离。

2. 沿回结肠血管蒂进行系膜开窗,自血管根部骨骼化回结肠血管至结肠支分支处,钳夹离断结肠支,并裸化系膜至肠壁。

3. 沿肠系膜上静脉向头侧解剖,依次处理右结肠血管、副右结肠静脉及中结肠血管右支。

4. 打开胃结肠韧带,游离大网膜,松解结肠肝曲。

5. 离断盲肠,将标本自上腹正中小切口拖出,行盲肠横结肠端端吻合。

6. 冲洗腹腔,关闭切口。

【学习要点】

1. 右半结肠的血管变异较多,应合理处理血管分支,特别是 Henle 干附近的变异。

2. 回结肠血管骨骼化的操作要求有熟练的腔镜操作技巧,避免术中出血中转为常规右半结肠手术。

3. 利用盲肠的天然盲端开窗行端端吻合。

视频 31
保留回盲部的腹腔镜
下右半结肠癌根治术

32 | 腹腔镜下左半结肠癌根治术（三孔单人操作）

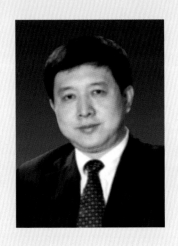

【术者介绍】

手术医生：赵任

术者单位：上海交通大学医学院附属瑞金医院

教授，主任医师，博士研究生导师

上海交通大学医学院附属瑞金医院北院常务副院长

上海市医学会普外科专科分会委员、肛肠学组副组长

中国医师协会外科医师分会结直肠外科医师委员会常务委员

【病情简介】

患者，女性，23岁。

1. 主诉　间断性腹胀两周余。

2. 诊断　横结肠近脾曲恶性肿瘤。

3. 检查结果　病理检查示腺癌，腹部 CT 未见远处转移（图 1），临床分期为 $cT_3N_0M_0$。

【术式概况】

1. 手术名称　三孔单人操作腹腔镜下左半结肠癌根治术。

2. 体位　分腿平卧位。

3. 入路方式　中间背侧入路。

4. 器械设备　高清腹腔镜、超声刀。

5. 吻合方式　功能性端端吻合（腔外）。

【关键步骤】

1. 打开右侧直肠系膜，清扫肠系膜下动脉根

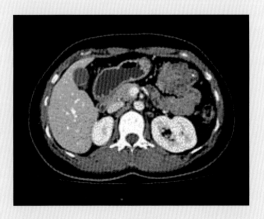

图 1　腹部 CT

部淋巴结,离断左结肠动脉,相同平面处理静脉。

2. 在背侧,充分拓展降结肠系膜与肾筋膜(杰罗塔筋膜,Gerota fascia)的层面至胰腺下缘,于胰腺下缘离断肠系膜下静脉。

3. 在胰腺体部下缘,离断中结肠动脉左支,清扫其周围淋巴结脂肪组织。

4. 打开降结肠、乙状结肠外侧腹膜粘连处,由下向上分离至脾曲,并与降结肠背侧贯通。

5. 离断左侧胃结肠韧带、横结肠系膜前叶(大网膜后叶)和脾结肠韧带。

6. 在胰腺体尾部的下缘,离断左侧横结肠系膜,与脾曲会师。

7. 上腹部正中切口拖出标本并切除,行横结肠和乙状结肠端端吻合。

【学习要点】

1. 从尾侧向上分离降结肠系膜与肾筋膜,必定会到达胰腺背侧,如以屈氏韧带左侧为起点,则易于进入胰腺前面的正确层面。

2. 游离脾曲时操作宜轻柔,避免损伤脾。

3. 单人手术没有助手牵拉暴露,内侧入路充分进行背侧游离能避免小肠及网膜对术野的影响。

视频 32
腹腔镜下左半
结肠癌根治术
(三孔单人操作)

33 | 腹腔镜下乙状结肠癌根治术

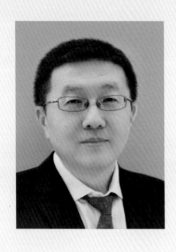

【术者介绍】

　　手术医生:王海江

　　术者单位:新疆医科大学附属肿瘤医院

　　主任医师,教授,博士研究生导师,硕士研究生导师

　　中国医师协会结直肠肿瘤专业委员会常务委员

　　中国医师协会外科医师分会结直肠外科医师委员会常务委员

　　中国抗癌协会大肠癌专业委员会常务委员

　　新疆维吾尔自治区抗癌协会结直肠癌专业委员会主任委员

【病情简介】

　　患者,男性,58 岁,BMI=30kg/m^2。

　　1. 主诉　排便次数增多伴间断性便血半年余。

　　2. 诊断　乙状结肠癌。

　　3. 检查结果　病理检查示中分化腺癌,腹部 CT 未见远处转移(图 1),临床分期为 $cT_3N_0M_0$。

【术式概况】

　　1. 手术名称　腹腔镜下乙状结肠根治术(保留肠系膜下动、静脉,完整系膜切除)。

　　2. 体位　分腿功能截石位。

　　3. 穿刺孔位置　见图 2。

　　4. 入路方式　中间入路。

　　5. 器械设备　高清腹腔镜、超声刀。

　　6. 吻合方式　端端吻合(经直肠)。

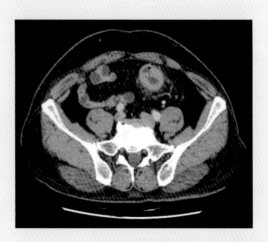

图 1　腹部 CT

【关键步骤】

1. 提起乙状结肠,沿系膜右侧黄白交界线近肠系膜下动脉根部切开,显露肠系膜下丛,由右向左扩展 Toldt 间隙至系膜融合线。

2. 沿肠系膜下动脉根部(鞘外)清扫 253 组淋巴结,保留肠系膜下动脉起始段动脉鞘(保护肠系膜下丛)至左结肠动脉分支处,乙状结肠相对过长者可以保留左结肠动脉,沿肠系膜下动脉(鞘内)游离、清扫至远端系膜切除线,依次处理乙状结肠动脉分支血管。

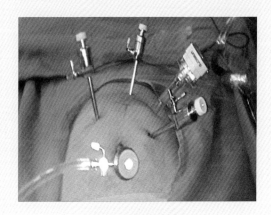

图 2　穿刺孔位置

3. 沿头侧切除乙状结肠系膜显露肠系膜下静脉,尾侧肠系膜下动脉、静脉交汇处显露肠系膜下静脉,沿静脉表面、下后、前上顺序头尾侧交替裸化肠系膜下静脉,依次处理乙状结肠静脉属支血管。

4. 沿预切线裸化远端结肠,切断远端结肠,裁剪近端乙状结肠系膜。

5. 腹部辅助小切口取标本。

6. 冲洗远端肠管经肛腔内结肠端端吻合。

7. 缝合腹部辅助切口。

【学习要点】

1. 左结肠动脉发出位置变异较多,乙状结肠动脉分支数也存在变异,应合理处理分支血管。

2. 肠系膜下静脉处理要点:静脉表面、下后、前上顺序头尾侧交替。

3. 清扫肠系膜下动脉根部 253 组淋巴结时应仔细辨认、保护肠系膜下丛,尤其注重头侧左侧支。

视频 33

腹腔镜下乙状结肠癌根治术

结直肠肿瘤根治性手术

结肠癌

机器人手术

34 | 机器人左半结肠癌根治术

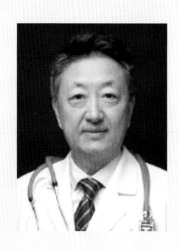

【术者介绍】

手术医生:周岩冰

术者单位:青岛大学附属医院

青岛大学医学部外科学系主任,博士,博士后合作导师

国家卫生健康委能力建设和继续教育外科学专家委员会委员

国家卫生健康委医院管理研究所临床营养项目专家组专家

中国抗癌协会胃癌专业委员会常务委员

中华医学会外科学分会营养支持学组委员

【病情简介】

患者,女性,53 岁,BMI=24.8kg/m^2。

1. 主诉　下腹部疼痛不适 1 月余。

2. 诊断　结肠癌(脾曲),临床分期为 $cT_{4a}N_2M_0$。

3. 检查结果

(1) 肠镜检查:降结肠远端可见不规则黏膜隆起,表面凹凸不平,充血糜烂,取材质脆;病理检查示中分化腺癌(结肠)。

(2) 腹部增强 CT:降结肠局部管壁稍厚,伴内侧肿大淋巴结,考虑肿瘤,未见明确远处转移(图 1)。

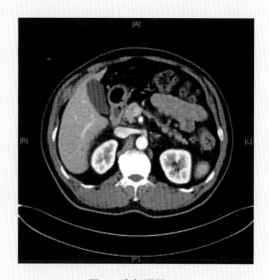

图 1　腹部增强 CT

【术式概况】

1. 手术名称　机器人左半结肠根治术。

2. 体位　平卧位(头高脚低,右倾位)。

3. 入路方式　中间入路。

4. 器械设备　达芬奇手术机器人、超声刀。

5. 吻合方式　侧侧吻合(小切口辅助)。

【关键步骤】

1. 术野显露。建议采用中间入路,助手经辅助操作孔应用吸引器将小肠及大网膜推至右侧腹部,分别向上外侧及下外侧推拉降结肠和直肠乙状结肠交界处的肠系膜,辨认腹主动脉分叉处。

2. 血管分离。于骶骨岬水平向上开始,于肠系膜下血管左侧显露并分离其发出的乙状结肠第1~2支和左结肠血管,保留直肠上血管,清扫淋巴结(253组),保护神经。

3. 降结肠分离。由肠系膜下静脉内侧打开进入Toldt间隙,沿左侧精索或卵巢血管和左输尿管表面向外侧拓展Toldt间隙至侧腹壁系膜终点处。

4. 结肠脾曲游离。沿Toldt间隙向头端及内侧分离,在无血管区打开横结肠系膜,继续向右侧游离横结肠系膜,显露中结肠动脉,清扫淋巴结并离断中结肠动脉左支,继续离断左侧胃结肠韧带、脾结肠韧带,完全游离结肠脾曲。

5. 乙状结肠分离。沿侧腹膜及肾前筋膜前上方完全游离降结肠、乙状结肠,必要时可游离直肠上段。确定切除肠段的距离,并裁剪肠系膜。

6. 腹部辅助小切口,直视下裸化肠管并移除,直线切割闭合器行横结肠和乙状结肠侧侧吻合。

【学习要点】

1. 于骶骨岬水平开始分离并拓展Toldt间隙时,注意识别由结肠系膜和肾前筋膜形成的融合白线。

2. 进入结肠系膜后Toldt间隙,脉络化肠系膜下动脉并清扫根部淋巴结,分辨肠系膜下血管神经丛,术中应注意保护,同时注意识别左侧肾筋膜及其后方输尿管、生殖血管等,术中避免损伤。

3. 游离横结肠系膜根部时,注意辨别胰腺组织和脂肪组织,避免损伤胰腺组织;在胰腺表面分离组织时,防止游离至胰腺后方损伤脾血管。

视频34

机器人左半结肠癌
根治术

结直肠肿瘤根治性手术

结肠癌

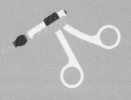NOSES

35 | 腹部无辅助切口经直肠取出标本的腹腔镜下左半结肠癌根治术

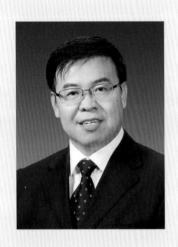

【术者介绍】

手术医生：王锡山

术者单位：国家癌症中心／中国医学科学院肿瘤医院

教授，主任医师，博士研究生导师

《中华结直肠疾病电子杂志》主编

中国医师协会结直肠肿瘤专业委员会主任委员

中国抗癌协会大肠癌专业委员会主任委员

中国抗癌协会大肠癌专业委员会青年委员会主任委员

国际 NOSES 联盟主席

中国 NOSES 联盟主席

【病情简介】

患者，男性，62 岁。

1. 主诉 腹痛、腹胀 6 个月。

2. 诊断 左半结肠癌。

3. 检查结果 病理检查示中分化腺癌，CT 未见远处转移，临床分期为 $cT_3N_0M_0$。

【术式概况】

1. 手术名称 腹部无辅助切口经直肠取出标本的腹腔镜下左半结肠癌根治术。

2. 体位 功能截石位。

3. 入路方式 左侧入路。

4. 器械设备 高清腹腔镜、超声刀。

5. 吻合方式 功能性端端吻合（腔内）。

【关键步骤】

1. 第一刀在肠系膜下动脉根部,沿腹主动脉外侧向上打开后腹膜。
2. 沿 Toldt 间隙上下游离,结扎并切断肠系膜下动、静脉。
3. 裁剪乙状结肠系膜。
4. 打开左结肠旁沟,沿左结肠旁沟向上方游离,裁剪横结肠系膜。
5. 腔内行功能性端端吻合。
6. 经直肠拖出标本,关闭切口。

【学习要点】

1. 正确辨认解剖标志,准确进入层面进行游离。
2. 在完全腹腔镜下行消化道重建和经直肠取出标本,尤其要注意无瘤无菌操作。
3. 吻合方式需要结合个体情况进行选择。

视频 35
腹部无辅助切口经直
肠取出标本的腹腔镜
下左半结肠癌根治术

36 | 腹部无辅助切口经阴道取出标本的腹腔镜下左半结肠癌根治术

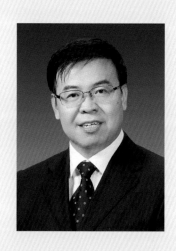

【术者介绍】

手术医生:王锡山
术者单位:国家癌症中心/中国医学科学院肿瘤医院
教授,主任医师,博士研究生导师
《中华结直肠疾病电子杂志》主编
中国医师协会结直肠肿瘤专业委员会主任委员
中国抗癌协会大肠癌专业委员会主任委员
中国抗癌协会大肠癌专业委员会青年委员会主任委员
国际 NOSES 联盟主席
中国 NOSES 联盟主席

【病情简介】

患者,女性,60 岁。

1. 主诉　腹痛、腹胀 8 个月。
2. 诊断　左半结肠癌。
3. 检查结果　病理检查示高分化腺癌,CT 未见远处转移,临床分期为 $cT_3N_0M_0$。

【术式概况】

1. 手术名称　腹部无辅助切口经阴道取出标本的腹腔镜下左半结肠癌根治术。
2. 体位　功能截石位。
3. 入路方式　左侧入路。
4. 器械设备　高清腹腔镜、超声刀。
5. 吻合方式　功能性端端吻合(腔内)。

【关键步骤】

1. 第一刀在肠系膜下动脉根部,沿腹主动脉外侧向上打开后腹膜。
2. 沿 Toldt 间隙上下游离,结扎并切断肠系膜下动、静脉。
3. 裁剪乙状结肠系膜。
4. 打开左结肠旁沟,沿左结肠旁沟向上方游离,裁剪横结肠系膜。
5. 腔内行功能性端端吻合。
6. 经阴道取标本,关闭切口。

【学习要点】

1. 本手术适用于肿瘤较大,经直肠取标本困难的女性患者。
2. 在完全腹腔镜下行消化道重建和经阴道取出标本,尤其要注意无瘤无菌操作。
3. 吻合过程中必须注意避免扭转。

视频 36

腹部无辅助切口经阴
道取出标本的腹腔镜
下左半结肠癌根治术

37 | 腹部无辅助切口经阴道取出标本的腹腔镜下右半结肠癌根治术

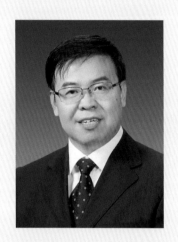

【术者介绍】

手术医生：王锡山

术者单位：国家癌症中心/中国医学科学院肿瘤医院

教授，主任医师，博士研究生导师

《中华结直肠疾病电子杂志》主编

中国医师协会结直肠肿瘤专业委员会主任委员

中国抗癌协会大肠癌专业委员会主任委员

中国抗癌协会大肠癌专业委员会青年委员会主任委员

国际 NOSES 联盟主席

中国 NOSES 联盟主席

【病情简介】

患者，女性，62岁。

1. 主诉　间断性腹痛半年余。

2. 诊断　结肠肝曲癌。

3. 检查结果　病理检查示中分化腺癌，CT 未见远处转移（图1），临床分期为 $cT_3N_0M_0$。

【术式概况】

1. 手术名称　腹部无辅助切口经阴道取出标本的腹腔镜下右半结肠癌根治术（NOSES Ⅷ 式 A 法）。

2. 体位　分腿平卧位或功能截石位。

3. 入路方式　中间入路。

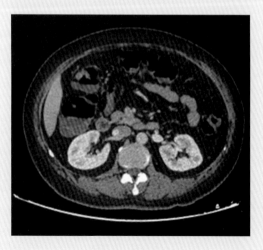

图1　腹部CT

4. 器械设备　高清腹腔镜、超声刀。

5. 吻合方式　功能性端端吻合（腔内）。

【关键步骤】

1. 第一刀打开回结肠动、静脉与肠系膜上静脉夹角的凹陷薄弱处，分离至回结肠血管根部。

2. 沿肠系膜上静脉向上分离，依次处理可见回结肠血管、右结肠血管、副右结肠静脉及中结肠血管右支。

3. 裁剪回肠系膜与横结肠系膜。

4. 打开胃结肠韧带，游离大网膜。

5. 腔内行功能性端端吻合。

6. 经阴道取标本，关闭切口。

【学习要点】

1. 右半结肠的血管变异较多，应合理处理血管分支，特别是 Henle 干附近的变异。

2. 在完全腹腔镜下行消化道重建和经阴道取出标本，要注意无瘤无菌操作。

3. 吻合过程中必须注意避免扭转。

视频 37

腹部无辅助切口经直
肠取出标本的腹腔镜
下右半结肠癌根治术

38 | 腹部无辅助切口经阴道取出标本的腹腔镜下右半结肠癌根治术

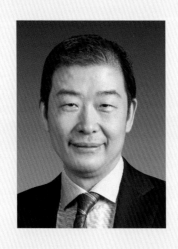

【术者介绍】

手术医生:张卫

术者单位:海军军医大学附属长海医院

教授,主任医师,博士研究生导师

中华医学会外科学分会结直肠肛门外科学组委员

全军医学科学技术委员会结直肠病学专业委员会副主任委员

中国医师协会肛肠医师分会副会长

中国医师协会结直肠肿瘤专业委员会亚微外科学组副组长

【病情简介】

患者,女性,42 岁,BMI=21.63kg/m^2。

1. 主诉 脐周胀痛 3 月余。

2. 诊断 结肠肝曲癌。

3. 检查结果 病理检查示中分化腺癌,腹部 CT 未见远处转移(图 1),临床分期为 $cT_3N_1M_0$。

【术式概况】

1. 手术名称 腹部无辅助切口经阴道取出标本的腹腔镜下右半结肠癌根治术。

2. 体位 功能截石位。

3. 入路方式 中间入路。

4. 器械设备 高清腹腔镜、超声刀。

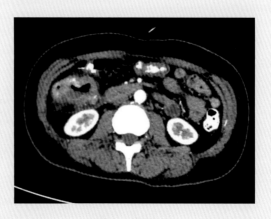

图 1 腹部 CT

5. 吻合方式　功能性侧侧吻合（腔内）。

【关键步骤】

1. 第一刀打开回结肠动、静脉与肠系膜上静脉夹角的凹陷薄弱处，分离至回结肠血管根部。

2. 沿肠系膜上静脉向上分离，依次处理可见回结肠血管、右结肠血管、胃结肠干、中结肠血管及胃网膜右血管。

3. 打开胃结肠韧带，游离大网膜。

4. 裁剪回肠系膜与横结肠系膜。

5. 腔内行功能性侧侧吻合。

6. 经阴道取标本，关闭切口。

【学习要点】

1. 右半结肠的血管变异较多，需要注意 Henle 干附近的变异。

2. 要做好无瘤无菌操作。

3. 切开阴道时要选择阴道后穹隆的位置，必要时在妇科医师的协助下完成切开和缝合。

4. 吻合可选择顺蠕动或逆蠕动两种方式。

视频 38

腹部无辅助切口经阴道取出标本的腹腔镜下右半结肠癌根治术

39 | 腹部无辅助切口经结肠 - 乙状结肠 - 直肠 - 肛门取出标本的腹腔镜下右半结肠癌根治术

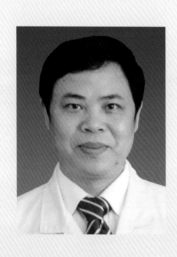

【术者介绍】

手术医生:彭健

术者单位:中南大学湘雅医院

教授,主任医师,博士,博士研究生导师

国际 NOSES 联盟委员

中国 NOSES 联盟委员

中国 NOSES 联盟湖南分会理事长

中国医师协会内镜医师分会副会长

【病情简介】

患者,男性,34 岁,BMI=24.7kg/m²。

1. 主诉 大便带血半年。

2. 诊断 升结肠癌。

3. 检查结果

(1) 肠镜:升结肠回盲部见一菜花样肿物,大小约 4cm×5cm。

(2) 病理检查:中分化腺癌。

(3) CT:升结肠起始段肠壁增厚,呈软组织密度肿块,伴周围多发小淋巴结,符合恶性肿瘤;全身其他部位未见明显肿块(图 1)。

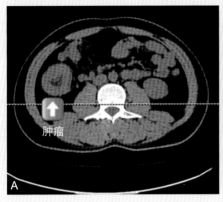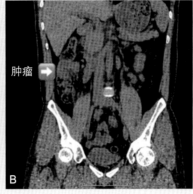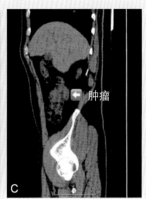

图1　CT检查

A. 横断位;B 冠状位;C. 矢状位。

【术式概况】

1. 手术名称　腹部无辅助切口经结肠 - 乙状结肠 - 直肠 - 肛门取出标本的腹腔镜下右半结肠癌根治术(NOSES Ⅷ式 C 法)。

2. 体位　功能性截石位或仰卧位。

3. 穿刺孔位置　见图2。

4. 入路方式　中间入路。

5. 器械设备　高清腹腔镜、超声刀。

6. 吻合方式　功能性顺行侧侧吻合(腔内)。

【关键步骤】

1. 第一刀打开回结肠动、静脉与肠系膜上静脉夹角的凹陷薄弱处,分离至回结肠血管根部。

2. 沿肠系膜上静脉向上分离,依次处理回结肠血管、右结肠血管及中结肠血管右支。

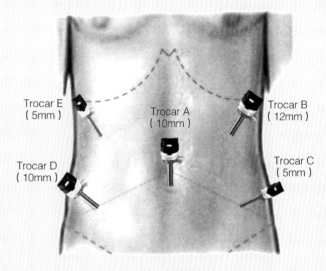

图2　穿刺孔位置

Trocar. 戳卡。

3. 裁剪回肠系膜与横结肠系膜。

4. 沿十二指肠及胰腺头部向外拓展 Tolts 间隙。

5. 打开胃结肠韧带,游离大网膜。

6. 切开回盲部下外方腹膜,沿升结肠外侧向上游离,与内侧、上方会合,将右半结肠标本完全游离。

7. 线性切割闭合器分别离断末端回肠、中段横结肠,将右半结肠标本置入无菌标本袋。

8. 切开横结肠闭合端,经肛门引入结肠镜并从切开的横结肠开口伸出,导入异物钳将标本袋抓住,连同结肠镜将标本缓慢拉入左侧横结肠,依次经过脾曲、降结肠、乙状结肠、直肠,最后经肛门取出。

9. 线性切割闭合器再次闭合切开的横结肠。

10. 腹腔镜下用线性切割闭合器将末端回肠与左半横结肠行功能性顺行侧侧吻合。

11. 关闭系膜裂孔。

【学习要点】

1. 本术式在很大程度上取决于患者的临床状况。肿瘤标本最大直径不超过 5cm,患者 BMI 不超过 $25kg/m^2$。

2. 在腹腔镜下取出标本和重建消化道时,腹腔中的肠腔仍保持开放状态,因此在术前应充分做好肠道准备。

3. 络合碘纱布通常用于肠的开口端和肠段的多次消毒。

4. 末端回肠与横结肠进行功能性顺行侧侧吻合,并加固吻合口。

5. 无菌标本保护套应足够长、薄、软并充分润滑,以使标本易于拉出。

6. 应通过内镜异物钳在腹腔镜医师与内镜医师的默契配合下,将无菌标本保护套缓慢拉入肠腔,以降低肠内容物和肿瘤细胞从腹腔或肠腔脱落的可能性。

7. 在经结肠、直肠、肛门取出标本的过程中,应非常小心,以免损伤肠管和保护套,术中应严格遵循无菌无瘤操作。

视频 39

腹部无辅助切口
经结肠 - 乙状结肠 -
直肠 - 肛门取出
标本的腹腔镜下
右半结肠癌根治术

40 | 腹部无辅助切口经肛门取出标本的腹腔镜下全结肠切除术

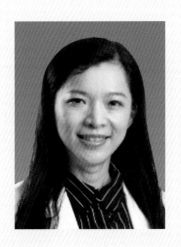

【术者介绍】

手术医生:沈名吟

术者单位:中国医药大学(中国台湾)新竹附设医院

教授,主任医师

中国医药大学(中国台湾)新竹附设医院大肠直肠外科主任

海峡两岸医药卫生交流协会消化道外科专业委员会常务委员

国际 NOSES 联盟委员

【病情简介】

患者,女性,54 岁。

1. 主诉　8 天前接受大肠镜检查时发现罹患多发性大肠腺性息肉病。

2. 诊断　多发性大肠腺性息肉病。

3. 检查结果　结肠镜检查可见超过 100 颗大肠息肉,主要位于大肠,直肠只有少数小息肉(图 1)。

【术式概况】

1. 手术名称　腹部无辅助切口经肛门取出标本的腹腔镜下全结肠切除术(NOSES Ⅸ)。

2. 体位　分腿平卧位。

3. 穿刺孔位置　4 孔法,观察孔位于脐下,操作孔位于双侧髂前上棘与脐连线外侧 1/3、右

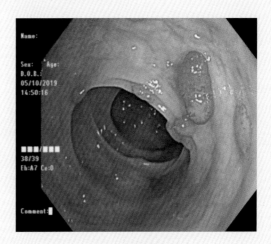

图 1　结肠镜检查

锁骨中线肋下 5cm。

    4. 入路方式　外侧入路。

    5. 器械设备　3D 腹腔镜、LigaSure 血管闭合系统、Maryland jaw 37cm 钳口手术闭合器。

    6. 吻合方式　单吻合器端侧吻合（腔内）。

【关键步骤】

    1. 第一刀自骨盆腔游离直肠及截断直肠系膜。

    2. 自外侧入路游离降结肠，再将大网膜与横结肠分离，继续向近端游离升结肠、回肠末端。

    3. 截断回肠末端、结肠系膜及直肠。

    4. 经肛门取标本。

    5. 腔内行单吻合器端侧吻合。

    6. 关闭切口。

【学习要点】

    1. 游离脾曲与肝曲时应小心避免伤及周边器官，如脾、胰、肝、十二指肠等。

    2. 在完全腹腔镜下行消化道重建和经肛门取出标本，尤其要注意无菌操作。

    3. 吻合过程中必须注意避免扭转。

视频 40

腹部无辅助切口经肛
门取出标本的腹腔镜
下全结肠切除术

肛门良性疾病及经肛门手术

痔

41 | 混合痔外剥内扎 Milligan-Morgan 术

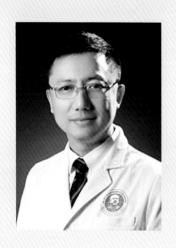

【术者介绍】

手术医生:邰建东

术者单位:吉林大学第一医院

主任医师、教授、医学博士,硕士研究生导师

中华预防医学会肛肠病预防与控制专业委员会委员、盆底功能障碍防治专业委员会委员

中国中西医结合学会大肠肛门病专业委员会委员

中国医师协会肛肠医师分会委员、结直肠肿瘤专业委员会中西医结合诊疗学组委员

【病情简介】

患者,男性,23 岁,自述既往健康。

1. 主诉　肛门肿物脱出伴间断便血 1 年余,加重 1 个月。

2. 诊断　混合痔,贫血(中度)。

3. 检查结果

(1) 体格检查(胸膝位):肛缘 1 点、5 点、7 点、11 点可见 4 枚类圆形肿物突出于肛缘外,水肿,质韧,无明显触痛。

(2) 直肠指检:未触及肿物,指套少许新鲜血。

(3) 肛门镜(胸膝位):1 点、5 点、7 点、11 点位黏膜充血、隆起,轻度糜烂(图1)。

(4) 结肠镜:术前结肠镜检查无明显异常。

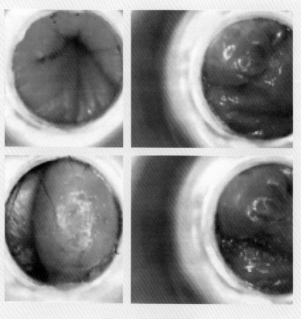

图 1　肛门镜检查

【术式概况】

1. 手术名称　混合痔外剥内扎 Milligan-Morgan 术。
2. 体位　截石位或俯卧折刀位。
3. 器械设备　可以选用电刀或超声刀等能量设备。
4. 切口　外切部分的切口设计应根据痔的分布、位置、大小、脱垂程度加以选择，同时也要考虑患者的预期要求。一般采用肛周放射状切口。

【关键步骤】

1. 以皮钳牵起拟切除的痔核，沿痔核两侧呈放射状切开，切口呈梭形，切口长度一般约为痔基底宽度的 2 倍，应充分超越肛缘。
2. 自切口的顶端开始游离，游离深度至肛门外括约肌皮下部的浅面，向肛管内延伸。在肛门内括约肌的浅面行走游离至齿状线，将痔血管蒂与括约肌平面完整分离。
3. 紧贴痔核边缘向痔核根部内收游离，至齿状线上方 1~1.5cm 处，将痔核游离完毕。
4. 在痔核根部以可吸收线缝扎，痔蒂结扎确切后将痔核切除。
5. 以同样方法剥离结扎其他痔核，注意各切口之间保留正常的皮桥和黏膜。
6. 术野确切止血，直肠指检确认肛管无狭窄，油纱填塞包扎，手术完毕。

【学习要点】

1. 完美的切口设计应该在有效处理病灶的同时，避免出现术后肛门狭窄和残留皮赘，因此，多个切口之间保留足够的皮桥和黏膜桥至关重要。
2. 尽量切除与症状相关的痔组织，特别是血管增生或血栓形成区，以减少术后水肿和复发。
3. 最大限度地保护正常组织，保证肛门功能的完整性和最短的愈合时间。
4. 痔核根部建议缝扎，不建议单纯丝线结扎，以降低术后大出血的发生概率。

视频 41
混合痔外剥内扎
Milligan-Morgan 术

42 | 混合痔外剥内扎 Ferguson 术

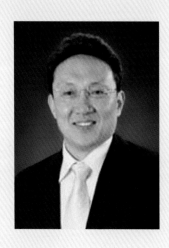

【术者介绍】

手术医生:任东林

术者单位:中山大学附属第六医院

教授,主任医师,博士研究生导师

中国中西医结合学会大肠肛门病专业委员会主任委员

中国医师协会结直肠肿瘤专业委员会中西医结合诊疗学组组长

【病情简介】

患者,男性,35 岁。

1. 主诉　肛门肿物脱出伴瘙痒 2 年余。

2. 诊断　混合痔,肛周湿疹。

3. 检查结果

(1) 体格检查:左侧卧位,肛周皮肤褶皱肥厚,可见湿疹样改变,无明显渗液。肛门可见环周痔核脱出,无活动性出血,表面黏膜无糜烂,无触痛。

(2) 直肠指检:括约肌稍紧张,肠壁光滑,质软,未扪及肿物,指套退指无血染。

(3) 结肠镜:结直肠黏膜未见明显异常。

【术式概况】

1. 手术名称　混合痔外剥内扎 Ferguson 术。

2. 体位　折刀位。

3. 器械设备　电刀,超声刀,3-0 可吸收缝线,丝线。

【关键步骤】

1. 适度扩肛。
2. 使用半环肛门镜检查痔核方位。
3. 设计皮桥,电刀分离外痔至齿状线上 0.5cm,结扎痔核根部。
4. 采用可吸收线连续缝合肛管上皮及外痔切口。

【学习要点】

1. 根据痔核脱出情况设计皮桥,以切除多余外痔部分。相邻皮桥间距尽量大于 1cm,以防止肛管狭窄的发生。
2. 连续缝合需保持一定张力,以保证皮缘对合良好。
3. 术后避免早期坐浴,保持肛周清洁、干燥,防止切口感染裂开。

视频 42
混合痔外剥内扎
Ferguson 术

43 | 选择性痔上黏膜切除吻合术

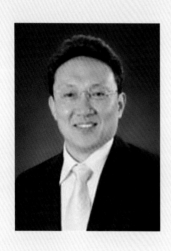

【术者介绍】

手术医生:任东林

术者单位:中山大学附属第六医院

教授,主任医师,博士研究生导师

中国中西医结合学会大肠肛门病专业委员会主任委员

中国医师协会结直肠肿瘤专业委员会中西医结合诊疗学

组组长

【病情简介】

患者,男性,27 岁。

1. 主诉　反复肛门肿物脱出 2 年。

2. 诊断　混合痔。

3. 检查结果

(1) 纤维结肠镜:未见明显异常。

(2) 肛管直肠测压:未见明显异常。

【术式概况】

1. 手术名称　选择性痔上黏膜切除吻合术(tissue-selecting therapy stapler, TST)。

2. 体位　俯卧折刀位。

3. 器械设备　吻合器,开环肛门镜,2-0、3-0 可吸收线。

【关键步骤】

1. 适度扩肛。

2. 仔细检查,以确定保留正常黏膜的位置。

3. 行开环荷包缝合。

4. 根据患者具体情况，个体化精确选择需要切除的组织，避免副损伤；女性患者击发前须检查阴道后壁的完整性。

【学习要点】

1. 适度扩肛、充分显露术野是本手术成功的基本条件；荷包缝合高度应位于齿状线上3~4cm。

2. 选择性痔上黏膜切除的意义在于根据患者具体情况，个体化选择需要切除的组织及缝合方式，可选择闭环、单开环、双开环、三开环等荷包缝合方式，也可选择点状牵拉、环形牵拉、降落伞缝合牵拉等组织牵引方式。

3. 击发后仔细检查吻合口，丝线结扎两端成"狗耳（dog ear）"，必要时用可吸收线行缝扎止血。

视频 43
选择性痔上黏膜
切除吻合术

44 | 吻合器痔上黏膜环切术

【术者介绍】

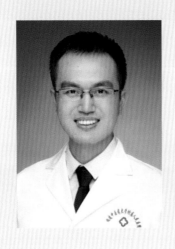

手术医生:陈祖清

术者单位:福建省人民医院

副主任医师,硕士研究生导师

中华中医药学会肛肠分会青年委员

福建省中医药学会肛肠分会委员

福建省中西医结合学会肛肠分会委员

【病情简介】

患者,男性,42 岁。

1. 主诉　反复便时肛内肿物脱出、便血 6 年。

2. 诊断　环状混合痔(图 1)。

【术式概况】

1. 手术名称　吻合器痔上黏膜环切术(procedure for prolapse and hemorrhoids,PPH)。

2. 体位　膀胱截石位、折刀位或侧卧位。

3. 器械设备　一次性肛肠吻合器、2-0 缝针(弧度为 1/2),26~32cm 的可吸收线、电刀。

4. 麻醉方式　椎管内麻醉或全身麻醉。

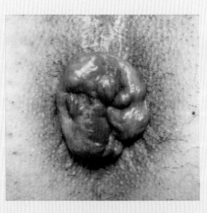

图 1　术前肛门局部图片(膀胱截石位)

【关键步骤】

1. 充分暴露肛门,常规消毒、铺巾。

2. 回纳脱出痔核并用肛门镜套件适度扩肛。

3. 在痔核回纳的基础上置入套镜。

4. 在直肠黏膜与痔核交界位置或套镜下黏膜脱垂最低点位置做荷包缝合。

5. 置入吻合器,收紧荷包,由外向内收紧吻合器。

6. 击发吻合,女性患者需检查阴道后壁的完整连续性。

7. 检查吻合口并止血,对残留的外痔进行切除。

【学习要点】

1. 置入套镜时应对痔核进行回纳,套镜下充分暴露术野但不包括齿状线。

2. 荷包位置。环状痔患者取痔核与直肠黏膜交界的位置做荷包缝合。对伴有直肠黏膜内脱垂的患者,取套镜下黏膜脱垂最低点做荷包缝合。荷包缝合的位置应充分考虑吻合后吻合口的张力及对手术疗效的影响。

3. 外痔处理。对患者排便前痔核未脱出状态下肛缘可见的外痔要积极切除。术前不明显,麻醉后表现出来的外痔可不做处理。

视频 44
吻合器痔上黏膜
环切术

45 | 痔套扎术

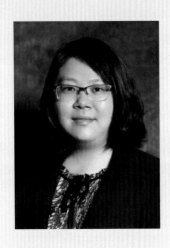

【术者介绍】

手术医生:苏丹

术者单位:中山大学附属第六医院

主治医师

世界中医药学会联合会盆底医学专业委员会理事

中国中西医结合学会大肠肛门病专业委员会青年委员

中国女医师协会肛肠专业委员会委员

世界中医联合会肛肠专业委员会盆底分会委员

广东省泌尿生殖协会青年委员

【病情简介】

患者,女性,31 岁。

1. 主诉　反复便后肛门肿物脱出伴便血 6 个月。

2. 诊断　混合痔,内痔 Ⅲ 度。

3. 检查结果

(1) 实验室检查无明显异常。

(2) 电子结肠镜:痔,其余无明显异常。

【术式概况】

1. 手术名称　内痔套扎 + 外痔切除术。

2. 体位　俯卧折刀位。

3. 切口　经肛。

4. 器械设备　电刀、一次性吸引式弹力线套扎器。

【关键步骤】

1. 适度扩肛,仔细检查痔核分布,明确要套扎的点位。

2. 专用套扎肛窥引导下,直视下吸引突出的内痔,使组织入仓充分后,完成击发,剪线。

3. 完成所有脱出内痔的套扎后,检查肛周情况,若有明显的外痔部分,可追加外痔切除术,切除时注意不要累及套扎圈。

【学习要点】

1. 套扎部位应位于齿状线上 0.5~1cm 的内痔部分。

2. 套扎不同部位的作用有所不同 痔上黏膜——起悬吊作用;直接内痔上——消除痔体;出血点——止血。

3. 同一水平面上,不要套扎超过 3 个点,以防止出现肛门狭窄。

4. 套扎组织应适中,不宜太小,以防套扎圈过早脱落,也不宜太大,以防脱落后因坏死不完全引起大出血。

视频 45
痔套扎术

46 | 内痔硬化剂注射疗法

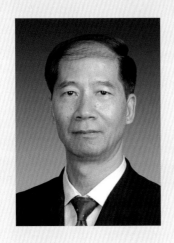

【术者介绍】

手术医生：罗湛滨

术者单位：广东省中医院肛肠科

教授，主任医师，硕士生导师

广东省中医药学会肛肠专业委员会名誉主任委员

广东省医学会结直肠肛门外科专业委员会副主任委员

【病情简介】

患者，男性，54 岁。

1. 主诉　间歇性大便滴出鲜血 6 个月，加重 5 天。

2. 检查结果　截石位 3、7、11 点位见内痔隆起，其中 11 点位内痔黏膜明显充血，局部糜烂，有接触性出血。

3. 诊断　内痔二期。

【术式概况】

1. 手术名称　内痔硬化剂注射疗法

2. 体位　俯卧位或侧卧位

3. 麻醉方式　局部麻醉

4. 器械准备　喇叭形肛门镜和直筒肛门镜、10ml 注射器、5 号长针头。

5. 药物配备　消痔灵注射液 +1% 利多卡因注射液，按 1:1 比例配成混合注射液。

【关键步骤】

1. 喇叭肛门镜直视下，确认哪个痔核处于出血状态，调整肛门镜直至内痔显露满意。

2. 消毒内痔黏膜,在齿状线上内痔表面进针至黏膜下层,缓慢推注药液。

3. 注射药量充足的标志

(1) 注射药量与痔核的体积相当,痔体充盈,颜色变白。

(2) 推注时感觉有阻力,有药液从针眼溢出。

(3) 微血管征:内痔黏膜表面可见毛细血管显露。

4. 退针过程继续缓慢注药,目的使黏膜固有层也能受药。

5. 拔针后,用棉签或干棉球压迫揉按针眼片刻,使药液分布更加均匀。

6. 个别患者注射后可能出现类似"晕针"不良反应,需观察 15 分钟才让患者离去。

【学习要点】

1. 内痔注射疗法属于姑息性治疗,以缓解痔病的出血或脱垂症状为主,因此强调注射前要认真评估,有时还需使用直筒肛门镜观察,与喇叭形肛门镜所见相互参照,准确找出与主诉关联的痔核,进行治疗。对于无症状的痔核,则不在本次注射范围内,这样可使治疗更加精准,最大限度减少术后的不良反应。

2. 注射过程患者如有明显痛感,提示进针点可能偏低,靠近齿状线了,可上移调整进针点继续注射。

3. 同一部位内痔重复注射,需要间隔 2 周时间才可进行。

视频 46
内痔硬化剂注射疗法

肛门良性疾病及经肛门手术

肛瘘

47 | 肛瘘切除术

【术者介绍】

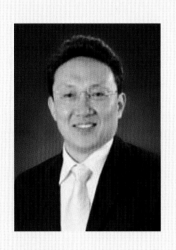

手术医生:任东林

术者单位:中山大学附属第六医院

教授,主任医师,博士研究生导师

中国中西医结合学会大肠肛门病专业委员会主任委员

中国医师协会结直肠肿瘤专业委员会中西医结合诊疗学组组长

【病情简介】

患者,男性,36 岁。

1. 主诉　反复肛周肿痛 5 月余。

2. 诊断　低位单纯性肛瘘。

3. 检查结果

(1) 术前 MRI:低位单纯肛瘘,内口可疑截石位 6 点距肛缘 2cm 处。

(2) 肠镜及高分辨直肠肛管测压未见明显异常。

【术式概况】

1. 手术名称　肛瘘切除术。

2. 体位　俯卧折刀位。

3. 器械设备　肛门镜、电刀、亚甲蓝 - 过氧化氢染色套件。

【关键步骤】

1. 适度扩肛。

2. 亚甲蓝实验确定内口位置。

3. 完整剥除瘘管。

4. 检查创面无出血、引流通畅。

【学习要点】

1. 结合术前影像检查结果、术中直肠指检及亚甲蓝试验综合判断瘘管走行及内口位置。

2. 明确病变累及范围后，基于精细解剖将瘘管完整剔除，最大限度保护肛门括约肌。

3. 切口的充分引流是术后康复和避免假性愈合的重要保证。

视频 47
肛瘘切除术

48 | 肛瘘切开挂线术

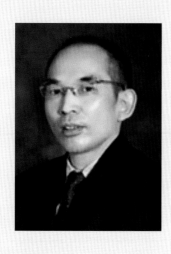

【术者介绍】

手术医生:谢尚奎

术者单位:中山大学附属第六医院

教授,主任医师,博士研究生导师

中国医师学会结直肠肿瘤专业委员会中西医结合诊疗学组委员

广东省中西医结合学会大肠肛门病专业委员会副主任委员

中国中西医结合学会大肠肛门病专业委员会常务委员

【病情简介】

患者,男性,29 岁。

1. 主诉　肛周肿痛 9 月余,再发伴破溃流脓 20 天。

2. 诊断　肛瘘。

3. 检查结果

(1) 体格检查:患者取截石位,视诊见 2 点位距肛缘约 3cm 处肛瘘外口,已结痂,无出血、流脓,轻度压痛,局部无波动感,似可扪及条索状物经后正中通向肛内 1 点位,指检感肛门括约肌肌张力可,截石位肛管 1 点位有压痛,直肠肠腔空虚,直肠黏膜光滑,肠壁质软,表面平,指套无血染。

(2) 肠镜:横结肠憩室。

(3) 肛管增强 MRI:肛管内括约肌见点状异常信号(提示内口),位于截石位 1 点位。

【术式概况】

1. 手术名称　肛瘘切开挂线术。

2. 体位　折刀位。

3. 入路方式　经肛入路。

4. 器械设备　电刀。

【关键步骤】

1. 探查并确认肛瘘位点,寻找内口。
2. 切开瘘管。
3. 对瘘管及病变区域清创。
4. 肛门外括约肌不多的可以切开也可保留(本例选择保留)。
5. 如保留瘘管可选择挂线。

【学习要点】

1. 确认瘘管位置可用亚甲蓝或探针辅助。
2. 勿切开过多肛门括约肌,防止术后患者肛门功能受损。
3. 术后注意换药及伤口的护理。

视频 48
肛瘘切开挂线术

49 | 高位肛瘘挂线术

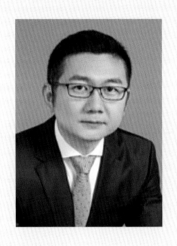

【术者介绍】

手术医生：吴炯

术者单位：上海中医药大学附属岳阳中西医结合医院

副主任医师，副教授，医学博士，硕士研究生导师

全国中医药高等教育学会临床教育研究会肛肠分会常务理事

世界中医药学会联合会盆底医学专业委员会理事

中华预防医学会肛肠病预防与控制专业委员会委员

【病情简介】

患者，女性，31岁。

1. 主诉　肛旁肿痛溢脓反复7年余。2013年、2020年曾行两次肛周脓肿切开引流术，平素体健，无其他手术及外伤史等。

2. 诊断　高位马蹄形肛瘘。

3. 检查结果

（1）专科检查：截石位肛旁5cm见外口及手术瘢痕，伴肉芽组织增生（图1），压痛（+）；直肠指检：截石位5点位齿状线附近可扪及硬结伴压痛，3点位肛内6cm处直肠壁可扪及硬块，按压后有脓液从外口溢出。

（2）肛周MRI：高位马蹄形肛瘘（图2）。

（3）其他检查：血、尿、便常规正常，肝、肾功能正常，凝血功能正常，空腹血糖正常，肠道肿瘤指标正常，人类免疫缺陷病毒/梅毒阴性，肠镜正常，心电图正常，胸部CT正常。

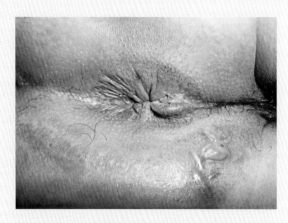

图1　肛旁5cm见外口及手术瘢痕，伴肉芽组织增生

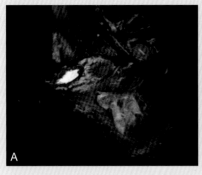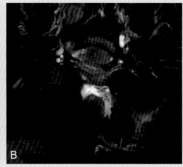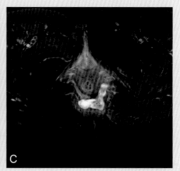

图 2　肛周 MRI

A. 矢状位,左侧坐骨直肠窝广泛的感染病灶;B. 冠状位,病灶侵犯肛管后深间隙,达耻骨直肠肌水平;C. 轴位,病灶波及范围为截石位 2~8 点的外括约肌外侧。

【术式概况】

1. 手术名称　高位马蹄形肛瘘保留外括约肌松弛挂线术。

2. 麻醉方式　全身静脉麻醉。

3. 体位　左侧卧位。

4. 入路方式　括约肌外和括约肌间入路。

5. 器械设备　Eisenhammer 肛门牵开器,皮肤牵开器,Lockhart‐Mummery 探针,电刀等(图 3)。

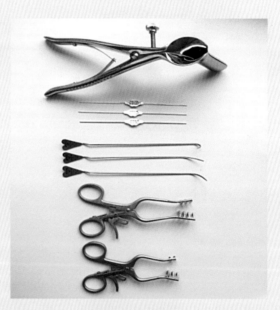

图 3　手术器械

【关键步骤】(图 4)

1. 明确内口位置及瘘管走行。

2. 切开肛门外括约肌外侧的瘘管。

3. 切开肛门内括约肌打开肌间隙。

4. 搔刮经过肛门外括约肌段的瘘管。

5. 皮筋包绕剩余肛门外括约肌部分,行松弛挂线。

6. 术后 3~4 周去除挂线皮筋。

【学习要点】

1. 术前专科检查结合影像学检查 [例如超声内镜(endoscopic ultrasonography, EUS)和 MRI],明确瘘管类型及内口位置,选择合适的手术入路,做到精准治疗。

2. 本例患者诊断为高位马蹄形肛瘘,且为年轻女性,为更好地维护肛门功能,故选择保留

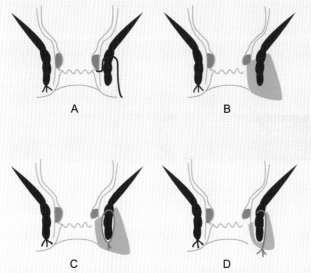

图 4　手术示意图
　　A. 明确内口位置及瘘管走行;B 切开肛门外括约肌外侧的瘘管及切开肛门内括约肌打开肌间隙;C. 皮筋包绕剩余肛门外括约肌部分;D. 松弛挂线。

肛门外括约肌的松弛挂线技术。

　　3. 括约肌外和括约肌间入路相结合,可以清除原发性内口、肌间隙及肛管后深间隙的病灶,结合对口引流及深部置管,尽可能避免因残留导致术后复发。

　　4. 术后每天观察创面分泌物及肉芽生长情况,一般在术后 3~4 周去除引流皮筋,继续换药至创面愈合。

视频 49
高位肛瘘挂线术

50 | 括约肌间瘘管结扎术

【术者介绍】

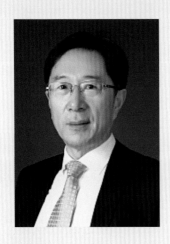

手术医生:邵万金

术者单位:江苏省中医院 / 南京中医药大学附属医院

主任医师,美国结直肠外科医师学会(American Society of Colon and Rectal Surgeons,ASCRS)会员,美国克利夫兰(Cleveland)医学中心、明尼苏达州(Minnesota)大学医院访问学者

《世界华人消化杂志》编委(2018—2020 年)

《结直肠肛门外科》编委

【病情简介】

患者,男性,26 岁。

1. 主诉　会阴部硬结伴疼痛 1 个月。

2. 既往史　1 年前行肛周脓肿切开引流术。

3. 检查结果　取截石位,12 点位距肛缘 6cm 会阴部见一肿物,触痛明显,可触及条索状管道通向同点位肛内,直肠指检 11~12 点位齿状线附近可触及凹陷性硬结,示指范围内未触及肿物,退指无明显血染。盆腔核磁检查示肛门括约肌间瘘管形成,内口位于肛缘上 2cm 的截石位 6 点方向(图 1)。

4. 诊断　肛瘘(经括约肌型)。

【术式概况】

1. 手术名称　括约肌间瘘管结扎术(ligation of intersphincteric fistula tract,LIFT)。

2. 体位　俯卧折刀位。

3. 麻醉方式　脊椎麻醉。

4. 切口入路　括约肌间入路。

5. 器械设备　Ferguson 拉钩、肌间拉钩、弯直角钳。

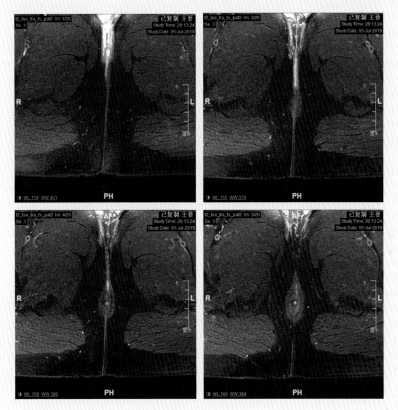

图 1　盆腔 MRI

肛门括约肌间瘘管形成,内口位于肛缘上 2cm 的截石位 6 点方向。

【关键步骤】

1. 沿外口注射过氧化氢以明确内口,轻柔地使用探针从外口探入瘘管,从内口穿出做引导。

2. 在括约肌间沟做一长 2~3cm 的弧形切口。

3. 沿括约肌间游离并裸化瘘管(图 2),用弯直角钳挑起括约肌间瘘管。

4. 分别缝扎括约肌间瘘管内口侧(内括约肌表面)和外口侧,靠近内口侧切断瘘管,必要时切除括约肌间瘘管,并在瘘管内口侧和外口侧结扎点分别再加固缝合一针。

5. 切开或隧道式挖除从外口到外括约肌外侧缘的瘘管,搔刮穿过外括约肌的瘘管内肉芽组织。

6. 疏松地闭合括约肌间切口。

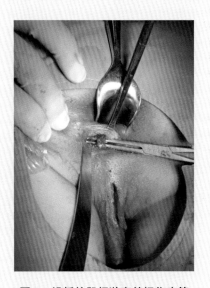

图 2　沿括约肌间游离并裸化瘘管

【学习要点】

1. 该术式保留了括约肌的完整性。

2. 做括约肌间弧形切口时,应根据术前 MRI 及术中探针探查准确定位,切口应尽量靠近括约肌间沟外侧。

3. 注意创面无血,保证术野清晰,准确辨别内、外括约肌及括约肌间瘘管,注意不要将瘘管分破。

4. 为提高手术的成功率,结扎括约肌间瘘管后可经外口注射过氧化氢以证实瘘管已缝扎;切断括约肌间瘘管后可再次经外口注射过氧化氢以明确肌间外口侧已完全关闭。

视频 50
括约肌间瘘管结扎术

51 | 经括约肌间瘘管结扎 + 肛瘘栓填塞术

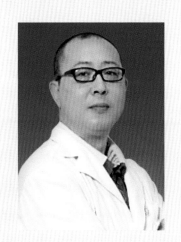

【术者介绍】

手术医生：郑毅

术者单位：首都医科大学附属北京朝阳医院

主任医师

全国中医药高等教育学会临床教育研究会肛肠分会常务理事

中国医疗保健国际交流促进会肛肠医师分会常务理事

中国医师协会中西医结合医师分会肛肠专家委员

【病情简介】

患者，女性，45 岁，既往体健，无酗酒史。

1. 主诉　肛周反复破溃伴溢脓 1 年余。

2. 诊断　肛瘘。

3. 检查结果　截石位 11 点位可见外口，挤压少量溢脓，可触及条索状管道通向肛内，直肠指检未及明确内口（图 1）。

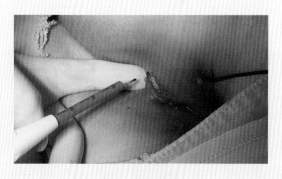

图 1　肛门外观

【术式概况】

1. 手术名称　经括约肌间瘘管结扎 + 肛瘘栓填塞术。

2. 体位　左侧卧位。

3. 麻醉方式　静脉麻醉或脊椎麻醉。

4. 切口位置　肛门内、外括约肌间沟。

5. 器械设备　高频电刀，肛瘘栓。

【关键步骤】

1. 肛门内、外括约肌间沟入路行手术切口。
2. 确认括约肌间瘘管。
3. 紧靠内口结扎瘘管并切除括约肌间的瘘管。
4. 刮除远端剩余瘘管内感染肉芽组织。
5. 从瘘管外口导入脱细胞黏膜基质肛瘘栓。
6. 用可吸收线缝合并固定。
7. 间断疏松缝合肛门内、外括约肌间切口。

【学习要点】

1. 把握适应证,除外瘘管不成熟、残存感染等情况。
2. 准确寻找瘘管,靠近内口切断并缝扎闭合。
3. 祛除括约肌间瘘管部分。
4. 清理扩大外口,通畅引流。
5. 彻底搔刮剩余瘘管,并冲洗。
6. 牢固缝合固定肛瘘栓,避免术后脱落。

视频 51
经括约肌间瘘管
结扎 + 肛瘘栓填塞术

肛门良性疾病及经肛门手术

肛裂

52 | 肛裂切除术（纵切横缝术）

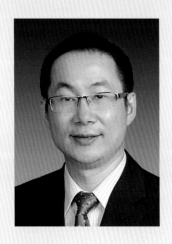

【术者介绍】

手术医生：范小华

术者单位：广东省中医院肛肠科

教授，主任医师，硕士生导师

中华中医药学会肛肠分会理事

中国中西医结合学会大肠肛门病专业委员会理事

广东省中医药学会肛肠专业委员会主任委员

广东省中西医结合学会大肠肛门病专业委员会副主任

委员

【病情简介】

患者，女性，51岁。

1. 主诉 便血伴排便时疼痛3个月。

2. 诊断 肛裂（陈旧性）。

3. 检查结果 肛门外观见图1。肛缘6点位可见哨兵痔，肛门收缩力增强，触痛明显，肛镜检查见肛管6点纵行溃疡，直肠中下段未发现结节、溃疡等（图2）。

【术式概况】

1. 手术名称 肛裂切除术（纵切横缝术）。

2. 体位 俯卧位。

3. 麻醉方式 脊椎麻醉。

4. 入路方式 经肛入路。

5. 器械设备 普通电刀、超声刀等（图3）。

【关键步骤】

1. 术前准备，完善术前评估，存在高危因素推荐术前肠镜检查。

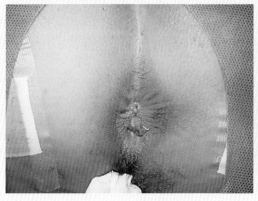

图1 肛门外观

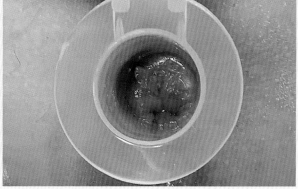

图2 肛镜

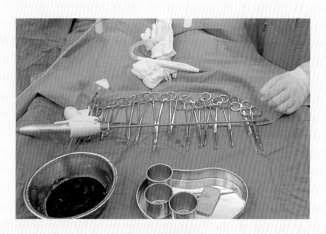

图3 器械设备

2. 麻醉后再次肛管直肠探查。

3. 充分显露肛管,从肛裂溃疡面外侧基底部向内完整切除肛裂表面纤维化组织,术中注意创面止血,避免血肿形成。

4. 游离部分内括约肌并切断,以肛门能容纳2指为宜。

5. 游离肛裂外侧皮肤及皮下组织,上窄下宽,直至可以无张力与顶端黏膜缝合,注意不要损伤外括约肌。

6. 再次消毒冲洗创面,3-0可吸收缝线横向间断与肛管黏膜缝合皮瓣,注意皮瓣张力大小,必要时可行外侧减张弧形切口,保持创面引流通畅。

7. 术毕再次行肛门指检,评估肛管顺应性。

【学习要点】

1. 肛裂患者,术前往往因惧怕疼痛,拒绝接受直肠指诊,以致主诊医生无法精准评估肛管直肠情况,并不能充分了解肛裂大小、深浅、是否合并感染、肛乳头增生,以及排除肿瘤、炎症性肠病等危险因素。因此,完善术前评估和麻醉成功后充分显露肛管,详细探查,排除危险因素,有助于减少误诊误治,更有利于合理设计手术方案。

2. 该术式首要是纵行切除肛裂的纤维化组织及合并的增生肛乳头,同时应根据患者年龄、性别及肛门内括约肌紧张程度作部分内括肌的松解,在麻醉状态下容纳 2 指为宜,这是改善局部血运、促进术后创面修复的关键环节。

3. 关键点是外侧皮瓣充分的游离,上端窄下端宽的梯形皮瓣设计,无张力的间断缝合,顶端缝合不少于 3 针,可选用 3-0 可吸收缝线。

4. 重视术后饮食和排粪管理,保持大便通畅,术后不推荐坐浴。

视频 52

肛裂切除术
(纵切横缝术)

肛门良性疾病及经肛门手术

直肠脱垂

53 | 直肠黏膜切除肠壁肌层折叠缝合术

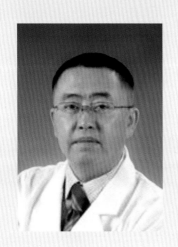

【术者介绍】

手术医生:陈朝文

术者单位:北京大学第三医院

教授,主任医师

中华中医药协会肛肠分会常务理事

中国中西医结合学会大肠肛门病专业委员会委员

【病情简介】

患者,老年女性,既往无心脏病、高血压、糖尿病病史,无手术及外伤史,否认过敏史,否认肝炎结核病史。

1. 主诉 便后肛门肿物脱出 3 年余。

2. 诊断 直肠脱垂。

3. 检查结果 取胸膝位,嘱患者吸气憋气提高腹压后可见直肠脱出肛门,脱出肠管呈"宝塔形"堆叠于肛门口,长约 5cm,不可自行回纳,可手法回纳,未诉疼痛。

【术式概况】

1. 手术名称 直肠黏膜切除肠壁肌层折叠缝合术(DELORME 术)。

2. 体位 改良折刀位。

3. 切口位置 齿状线上 15mm 环形切口。

4. 入路方式 经肛入路。

5. 器械设备 电刀。

6. 吻合方式 黏膜层端端缝合。

【关键步骤】

1. 将组织钳放在脱垂部分的顶端对 4 个方位基点进行定位。
2. 利用电刀在齿状线上约 15mm 处环形切开黏膜和黏膜下层。
3. 剥离黏膜和黏膜下层至脱垂顶点。
4. 切断多余的黏膜管。
5. 垂直折叠缝合肌层。
6. 近端和远端黏膜层端端缝合。

【学习要点】

1. 分离黏膜层时注意解剖层次,注意保护肛门内括约肌,减少出血。
2. 切除多余黏膜前先缝合 2 针,避免黏膜层扭转。
3. 吻合过程最好在肛门外部操作,当吻合口回缩后可以借助牵开器或很窄的妇科拉钩在肛门内缝合。

视频 53
直肠黏膜切除肠壁
肌层折叠缝合术

54 | 经会阴直肠乙状结肠切除术

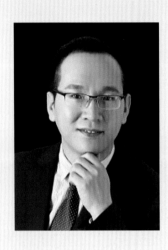

【术者介绍】

手术医生：陈文平

术者单位：西安大兴医院

副主任医师

中国中西医结合学会大肠肛门病专业委员会青年委员

陕西省保健学会肛肠专业委员会副主任委员

西安市中医学会肛肠专业委员会副主任委员

【病情简介】

患者，男性，16 岁。

1. 主诉　便时肛内肿物脱出 3 年，加重半个月。

2. 简要病史　患者 3 年前因腹泻发病，便时肛内肿物脱出，可自行还纳，伴有肛周潮湿瘙痒、刺痛及黏液便，未予重视，反复发作，3 个月前因劳累后加重，在当地医院就诊，诊断为"脱肛"，并予"注射疗法"治疗，半个月前因腹泻再次发病，便时肛内肿物脱出，需用手还纳，为求进一步诊治，来诊，大便 6~7 次 /d，小便正常。

3. 诊断　直肠脱垂（Ⅲ度）

4. 检查结果　术前体格检查见图 1，肠镜检查见图 2。

【术式概况】

1. 手术名称　经会阴直肠乙状结肠切除术。

2. 体位　截石位。

3. 入路方式　经会阴入路。

4. 器械设备　超声刀。

5. 吻合方式　功能性端端吻合（手工）。

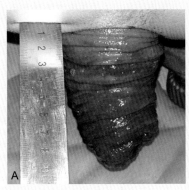
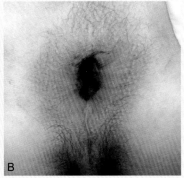

图 1　术前情况

A. 患者下蹲体位可见直肠全层同心环状脱垂，长度约 10cm，不能自行
还纳；B. 肛门在非麻醉状态下呈洞状。

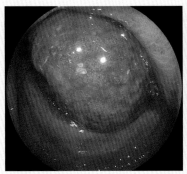
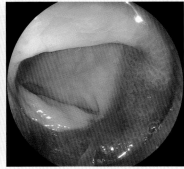
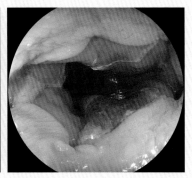

图 2　术前肠镜检查

肠镜示脱垂直肠瘀血水肿，余肠黏膜正常。

【关键步骤】

1. 齿状线上 1.5~2.5cm 做下切缘，逐层切开黏膜层、肌层。
2. 在直肠前壁打开直肠膀胱陷凹。
3. 沿肠壁外层向近心端游离，尽可能保留直肠系膜。
4. 触摸病变肠管与正常肠管质地，标记上切缘。
5. 在上切缘标记线上约 5cm 将盆底腹膜缝合固定于近心端肠壁，抬高直肠膀胱陷凹。
6. 前侧或后侧肛提肌成形，修复盆隔。
7. 沿标记线离断内层肠管，手工端端吻合。

【学习要点】

1. 打开直肠膀胱陷凹时注意勿损伤盆腔脏器。

2. 直肠脱垂为良性疾病,无须全系膜切除,保留直肠系膜可形成肛直角,有助于术后肛门功能恢复。

3. 脱垂肠管切除不宜过长,避免形成张力。

4. 肛提肌成形可选择前侧成形或后侧成形,后侧成形有利于肛直角形成。

5. 肠管吻合针脚不宜过于致密,以防止吻合口缺血坏死。

视频 54

经会阴直肠乙状
结肠切除术

55 | 腹腔镜腹侧补片直肠固定术

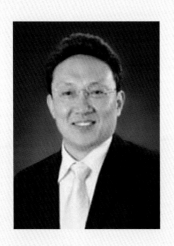

【术者介绍】

手术医生:任东林

术者单位:中山大学附属第六医院

教授,主任医师,博士研究生导师

中国中西医结合学会大肠肛门病专业委员会主任委员

中国医师协会结直肠肿瘤专业委员会中西医结合诊疗学组组长

【病情简介】

患者,女性,66岁。

1. 主诉 反复肛门内肿物脱出4年余。

2. 现病史 4年余前于排便时出现肛门内肿物脱出,无便血、疼痛、排便困难等,未诊治。后脱出肿物长度增加,伴行走、咳嗽、搬重物时脱出,伴大便失禁。

3. 婚育史 已婚已育,孕4产4,均为阴道分娩。

4. 诊断 直肠脱垂,直肠内套叠,中度直肠前突,盆底疝,乙状结肠盘区。

5. 检查结果

(1) 体格检查:取左侧卧位,可见直肠全层脱垂约4cm,黏膜呈同心圆样脱出,表面未见糜烂或溃疡灶(图1)。

(2) 直肠指检:括约肌张力尚可,直肠黏膜光滑,可扪及直肠壶腹及黏膜松弛,指套退指无血染。

(3) 其他检查:排粪造影及高分辨直肠肛管测压见图2、图3。

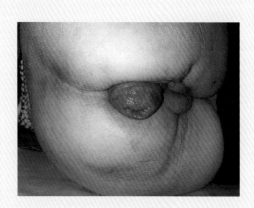

图1 直肠脱垂照片

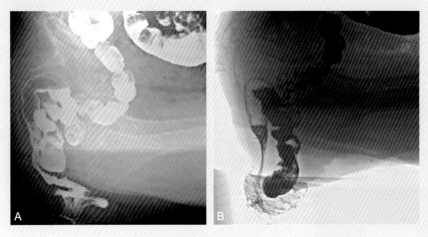

图2 排粪造影

A. 直肠中度前突、内套叠及直肠外脱垂;B. 会阴下降,乙状结肠疝。

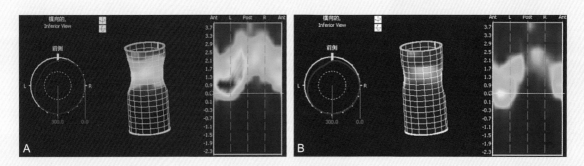

图3 高分辨直肠肛管测压

A. 肛管直肠环紧张度降低,收缩功能减弱;B. 模拟排便时肛管不能有效舒张,直肠黏膜敏感性下降。

【术式概况】

1. 手术名称　腹腔镜腹侧补片直肠固定术。
2. 体位　改良截石位。
3. 器械设备　电刀,超声刀。
4. 材料准备　7cm×20cm 生物补片,疝钉枪。

【关键步骤】

1. 在骶骨岬处打开盆隔腹膜。
2. 沿直肠系膜外侧切开,形成倒 J 形切口。
3. 在直肠子宫陷凹(道格拉斯腔,Douglas pouch)最低点沿直肠阴道隔向下分离至接近会阴中心腱。

4. 将补片缝合平铺固定至直肠游离的最低点。

5. 关闭腹膜、盖住补片。

【学习要点】

1. 切开腹膜时，注意保护右侧下腹下丛和输尿管。

2. 分离直肠阴道隔时，不应做任何侧方和后方的游离，游离过程中注意保护阴道和直肠。

3. 若患者合并子宫阴道脱垂，也可以将阴道后壁缝合固定到同一张补片上。

视频 55

腹腔镜腹侧补片
直肠固定术

肛门良性疾病及经肛门手术

直肠阴道瘘

56 | 吻合器经会阴直肠阴道瘘切除闭合术

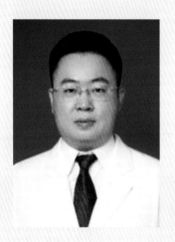

【术者介绍】

手术医生:林宏城

术者单位:中山大学附属第六医院

外科学博士,副主任医师,博士研究生导师

中国中西医结合学会大肠肛门病专业委员会秘书

中国医师协会结直肠肿瘤专业委员会中西医结合诊疗学组委员兼秘书长

广东省中西医结合学会大肠肛门病专业委员会常务委员兼秘书

【病情简介】

患者,女性,36 岁

1. 主诉　反复阴道排气、排粪 35 年余。

2. 诊断　先天性直肠阴道瘘。

3. 检查结果

(1) 排粪造影:见少许造影剂从直肠前壁外漏形成一条线状影并流入阴道内(图1)。

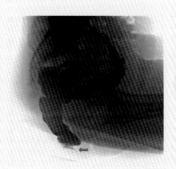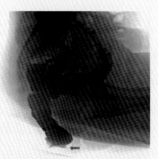

图 1　排粪造影

造影剂从直肠前壁外漏形成线状影流入阴道内。

（2）肛管增强 MRI：提示直肠肛管交界水平前壁截石位 12 点位见小瘘口与阴道下段后壁相通，瘘口下缘距肛缘约 37.5mm，距阴道口 9mm（图 2）。

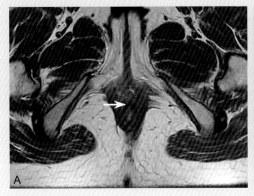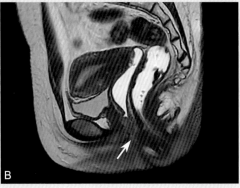

图 2　肛管增强 MRI

横断位（A）和矢状位（B）示直肠肛管交界水平前壁截石位 12 点位见小瘘口与阴道下段后壁相通，瘘口下缘距肛缘约 37.5mm，距阴道口 9mm。

（3）肠镜检查：见直肠前壁一 0.3cm×0.5cm 大小凹陷（图 3）。

（4）肛管直肠动力检测：未见异常。

【术式概况】

1. 手术名称　吻合器经会阴直肠阴道瘘切除闭合术。

2. 体位　截石位。

3. 入路方式　经会阴入路。

4. 器械设备　高频电刀、超声刀、腔镜型切割闭合器。

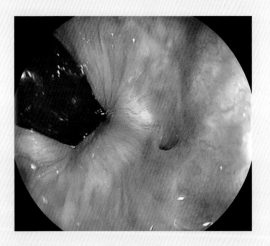

图 3　肠镜

【关键步骤】

1. 使用导尿管穿过直肠阴道瘘瘘管，标示瘘管位置。

2. 弧形切开会阴部皮肤，注射稀释的肾上腺素后进行解剖分离。

3. 使用 Lonestar 拉钩暴露切口。在导尿管的指引下，将瘘管与周围组织分开。

4. 使用 Echelon Flex 60 腔镜吻合器离断瘘管，可见两侧肛提肌。

5. 使用可吸收螺旋倒刺线单向连续缝合两侧肛提肌。

6. 分层缝合切口，切口常规放置引流管，阴道内留置纱块压迫止血。

【学习要点】

1. 分离前注射稀释的肾上腺素有助于正确层面的无出血解剖。

2. 注意分离的层面,使用导尿管指引,锐性分离和钝性分离相结合,有助于直肠阴道瘘瘘管周围间隙组织的确认与游离,避免损伤直肠壁。

3. 修补次数过多会导致局部组织瘢痕增多、僵硬,因此需根据局部组织情况,选择合适的吻合器及吻合钉。

4. 联合肛提肌成形术可有效提高直肠阴道瘘的修补成功率。

5. 关闭阴道侧瘘口,留置伤口引流管引流伤口内积液。

视频 56
吻合器经会阴直肠
阴道瘘切除闭合术

57 | 会阴成形术

【术者介绍】

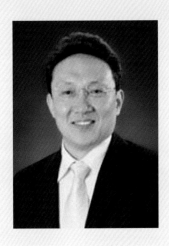

手术医生:任东林
术者单位:中山大学附属第六医院
教授,主任医师,博士研究生导师
中国中西医结合学会大肠肛门病专业委员会主任委员
中国医师协会结直肠肿瘤专业委员会中西医结合诊疗学组组长

【病情简介】

患者,女性,46 岁。

1. 主诉 产后会阴损伤伴控便功能下降十余年,加重 2 年。

2. 现病史 10 年前顺产时行会阴侧切,术后出现大便失禁,表现为稀便控制能力下降,未诊治。2 年前出现成形大便控制能力下降,伴排便次数增多、便不尽感。

3. 既往史 5 岁时曾行"先天性阴道瘘修补术"。

4. 诊断 会阴撕裂(Ⅳ度)。

5. 检查结果 排粪造影及高分辨直肠肛管测压见图 1、图 2。

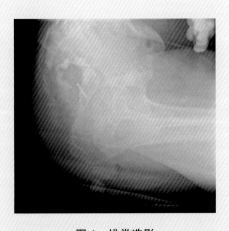

图 1 排粪造影
可见粪便不自主流出,提示会阴撕裂,控便功能下降。

【术式概况】

1. 手术名称 会阴成形术。

2. 体位 截石位。

3. 入路方式 经会阴入路。

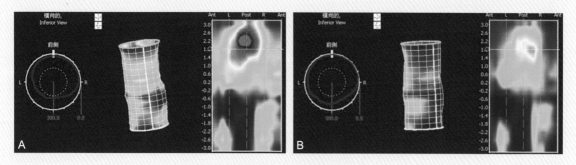

图2　高分辨直肠肛管测压

　　肛门括约肌平均静息压力降低,最大收缩压力降低。A. 静息时,肛管前方无压力显示,后方压力正常;B. 收缩时,肛管前方压力降低,后方压力基本正常;余无明显异常。

　　4. 器械设备　电刀,超声刀,生物补片。

【关键步骤】

　　1. 阴道黏膜下注射肾上腺素盐水。

　　2. 经会阴切开皮肤,游离直肠阴道隔;找到双侧肛门括约肌断端,充分游离,至肛提肌水平。

　　3. 分层缝合直肠前壁、括约肌、阴道后壁,缝合后括约肌环能容纳2指为宜。

　　4. 必要时加用生物补片加固会阴中心腱。

【学习要点】

　　1. 充分游离直肠阴道隔,注意保护直肠、阴道壁及括约肌。

　　2. 分层缝合,折叠括约肌、肛提肌,以期达到良好的功能恢复。

　　3. 黏膜可以连续缝合以减少张力。

视频 57

会阴成形术

肛门良性疾病及经肛门手术

肛门失禁

58 | 改良股薄肌移植术治疗肛门失禁

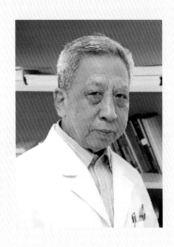

【术者介绍】

手术医生:张作兴

术者单位:天津市人民医院

主任医师

中华中医药学会肛肠分会常务委员

《中国肛肠病杂志》副主编

【病情简介】

患者,女性,22 岁。

1. **主诉** 排气排便不受控制 22 年。

2. **病史** 出生时患有先天性肛门闭锁,直肠开口于阴道前庭,6 个月时因肠梗阻诊断为先天性巨结肠、先天性肛门闭锁在外院行经腹巨结肠切除 + 肛门重建术,术后一直排气排便不能自控。

3. **诊断** 肛门失禁,先天性肛门闭锁,肛门成形术后,先天性巨结肠术后。

4. **检查结果**

(1) 体格检查:肛门开口于会阴,黏膜环形露出,无狭窄,无收缩(图 1)。

(2) 影像学检查:见图 2、图 3。

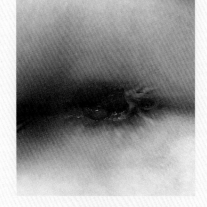

图 1 术前查体所见肛门外观

【术式概况】

1. **手术名称** 改良股薄肌移植术。

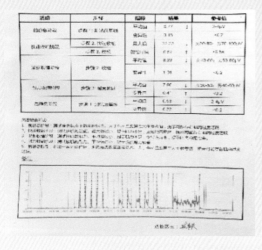

图2 表面肌电图提示肌力不足

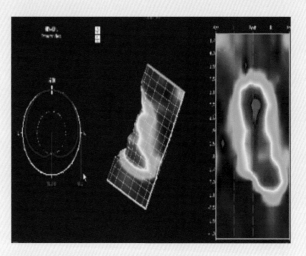

图3 肛管直肠 3D 测压提示最大收缩压降低,肛管闭合不全

2. 体位 膀胱截石位。

3. 切口 大腿内侧纵形切口2个,肛周切口2个(图4)。

4. 供区 右侧股薄肌。

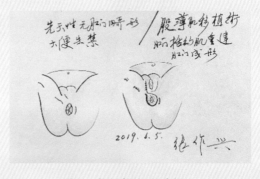

图4 切口部位、手术概况

【关键步骤】

1. 沿供侧大腿内侧中点做第一个纵行切口,识别并游离股薄肌肌腹。

2. 沿股薄肌走行靠近膝关节行第二个纵行切口,游离股薄肌肌腱。

3. 靠近股薄肌止点,胫骨内侧髁切断股薄肌肌腱。

4. 经皮下隧道内完全游离股薄肌。

5. 肛周行2个切口,围绕肛门建立皮下隧道,宽1~2指。

6. 将游离的股薄肌经肛周隧道围绕肛门。

7. 调节肌肉张力,将股薄肌肌腱缝合固定在耻骨降支筋膜。

8. 缝合伤口。

【学习要点】

1. 严格把控手术适应证 肌源性肛门失禁,排除肛门狭窄、瘢痕、局部炎症及严重慢性腹泻者等。

2. 术中严格无菌操作。

3. 游离过程中注意保护支配股薄肌的神经血管束。

4. 分离肛周隧道时避免直肠或阴道损伤。

5. 肛周隧道充分分离,避免肌肉卡压坏死。

6. 全程注意肌肉的保护,避免过度牵拉,固定时调整至张力适度。

7. 术后控便、伤口清洁,术后两周开始功能锻炼。

视频 58
改良股薄肌移植术
治疗肛门失禁

肛门良性疾病及经肛门手术

先天性疾病

59 | 腹腔镜辅助经肛 Soave 术

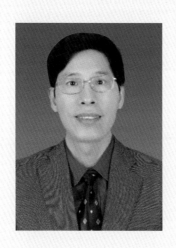

【术者介绍】

手术医生:朱小春

术者单位:广东省妇幼保健院 / 广东省儿童医院

教授,主任医师,硕士研究生导师

中国妇幼保健协会妇幼微创专业委员会新生儿微创学组常务委员

广东省医学会小儿外科学分会委员、新生儿外科学组组长

广东省妇幼保健协会小儿外科专业委员会委员

【病情简介】

患儿,男性,3 个月。

1. 主诉　生后持续便秘腹胀 3 个月。

2. 诊断　先天性巨结肠。

3. 检查结果

(1) 出生后 24 小时腹部 X 线片:肠管扩张,以下腹部为甚(图 1)。

(2) 出生后 2 个月 7 天钡剂灌肠检查:乙状结肠中远段为移行段,其远端直肠较细小,近端结肠扩张(图 2);24 小时延迟摄片示钡剂残留(图 3)。诊断:先天性巨结肠(常见型)。

(3) 出生后两个半月直肠活检:直肠黏膜及黏膜下肌层未见神经节细胞。诊断:先天性巨结肠。

【术式概况】

1. 手术名称　腹腔镜辅助经肛 Soave 术。

2. 体位　仰卧蛙式位。

3. 切口及穿刺孔位置　腹腔镜三孔法(图 4)。

4. 入路方式　腹腔镜。

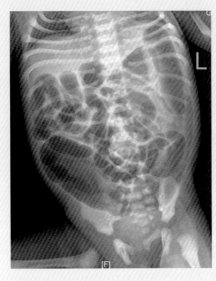

图 1　出生后 24 小时腹部 X 线片

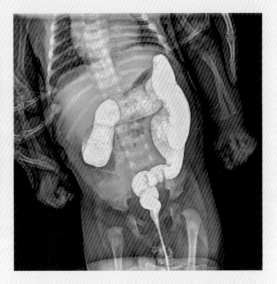

图 2　出生后 2 个月 7 天钡剂灌肠检查

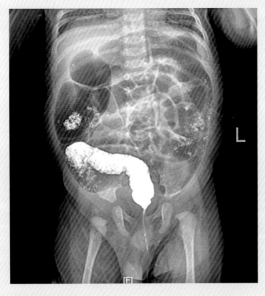

图 3　钡剂灌肠检查 24 小时后腹部 X 线片

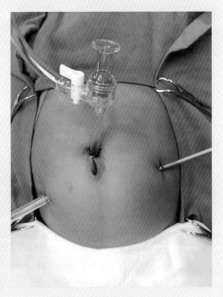

图 4　腹部穿刺孔位置

5. 器械设备　高清腹腔镜,电钩 / 超声刀。
6. 吻合方式　间断吻合。

【关键步骤】

1. 明确痉挛段、移行段、扩张段肠管及肠管大致切除范围。
2. 离断痉挛段、移行段及扩张段系膜血管及周围组织。

3. 肛门牵开器使肛门外翻,暴露齿状线以上直肠黏膜。

4. 于齿状线上 0.5~1cm 前高后低环形切开直肠黏膜,分离黏膜 4~5cm 至黏膜和肌鞘能轻松脱出,环形切开肌鞘进入盆腔。

5. 直肠肌鞘后壁纵行切开尖端达黏膜切缘,并做 Ⅴ 形部分切除,直肠肌鞘前壁部分切开。

6. 下拖已游离的直肠结肠至肛门外,正常结肠段送冷冻病理检查。

7. 腹腔镜再次检查是否有肠扭转、系膜裂孔肠管卡压及活动性出血。

8. 切除病变结肠,断端与直肠黏膜切缘一层间断吻合。

【学习要点】

1. 直肠游离要紧靠肠壁,痉挛段肠管可紧靠肠壁游离肠系膜,移行区近端肠管需要保留结肠边缘血管弓,保护输尿管、输精管和盆膈神经。

2. 齿状线上 0.5~1cm 前高后低环形切开直肠黏膜,防止损伤齿状线。

3. 直肠肌鞘后壁纵行切开,尖端达黏膜切缘,并做 Ⅴ 形部分切除,长肌鞘可部分切开直肠肌鞘前壁。

4. 直肠肌鞘无翻转。

5. 下拖直肠结肠无扭转,系膜裂孔无肠管卡压。

视频 59
腹腔镜辅助经肛
Soave 术

60 | 腹腔镜辅助下肛门成形术

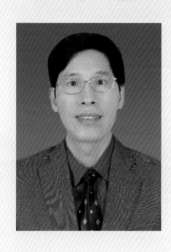

【术者介绍】

手术医生:朱小春

术者单位:广东省妇幼保健院 / 广东省儿童医院

教授,主任医师,硕士研究生导师

中国妇幼保健协会妇幼微创专业委员会新生儿微创学组常务委员

广东省医学会小儿外科学分会委员、新生儿外科学组组长

广东省妇幼保健协会小儿外科专业委员会委员

【病情简介】

患儿,男性,4 个月。出生后第 2 天因"先天性肛门闭锁并直肠尿道瘘"行"横结肠造口术"。

1. 主诉　生后无肛门行横结肠造口术后 4 个月。

2. 诊断　先天性肛门闭锁并直肠尿道瘘。

3. 检查结果

(1) 出生后 24 小时腹部倒立位 X 线片:直肠盲端位于耻尾线(PC 线)上方 9mm(图 1)。诊断:先天性肛门闭锁(高位)。

(2) 出生后 3 个月盆腔 MRI:直肠盲端位于耻尾线(PC 线)上方 4.6mm,距肛穴约 30mm(图 2)。诊断:先天性肛门闭锁并直肠尿道瘘(高位)。

(3) 出生后 4 个月直肠结肠造影:腹部侧位片示直肠远端距肛穴约 4.48cm(图 3)。诊断:先天性肛门闭锁(高位)。

(4) 尿常规:红细胞 22 个 /μl,白细胞 146 个 /μl。

【术式概况】

1. 手术名称　腹腔镜辅助下肛门成形术。

2. 体位　仰卧蛙式位。

3. 切口及穿刺孔位置　三孔法(图 4)。

4. 入路方式　腹腔镜入路。

5. 器械设备　高清腹腔镜,电钩 / 超声刀。

6. 吻合方式　间断吻合。

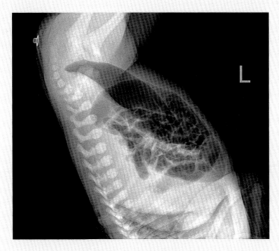

图 1　出生后 24 小时腹部倒立位 X 线片

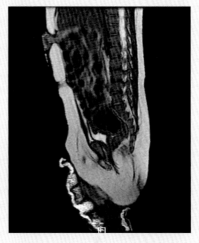

图 2　出生后 3 个月盆腔 MRI

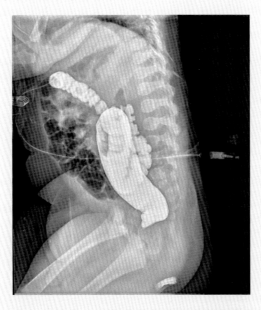

图 3　出生后 4 个月直肠结肠造影(横结肠造口)

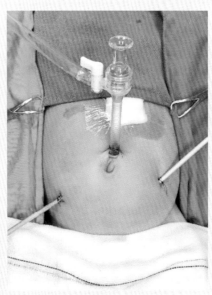

图 4　腹部穿刺孔位置

【关键步骤】

1. 电钩离断直肠周围组织及系膜血管。

2. 近尿道处缝扎直肠尿道瘘,其近端离断直肠尿道瘘。

3. 腹腔镜刺激分辨盆底肌肉收缩中心,钝性分离盆底肌肉收缩中心。

4. 游离直肠系膜至直肠盲端能无张力下拖至原始肛门部位。

5. 肛门刺激仪定位原始肛门部位,腹腔镜监视下从原始肛门部位开口沿会阴肌肉收缩中心及耻骨直肠肌两肌腹间向盆底肌肉收缩中心成形一隧道。

6. 无扭转下拖已游离的直肠至原始肛门部位。

7. 修剪直肠盲端,直肠与皮肤一层间断吻合成形肛门。

【学习要点】

1. 部分直肠尿道瘘位置较深,膀胱底部缝线牵引暴露,便于游离、缝合及缝扎。

2. 紧靠肠壁离断直肠周围组织及系膜血管,防止直肠壁破损污染盆腔,防止双侧输尿管和输精管等损伤。

3. 近尿道处离断直肠尿道瘘,防止残留过多致尿道憩室,或过少损伤尿道致尿道狭窄。

4. 成形隧道应在会阴部肌肉及盆底肌肉收缩中心、耻骨直肠肌两肌腹间。

5. 下拖直肠无扭转、无张力。

视频 60

腹腔镜辅助下肛门成形术

肛门良性疾病及经肛门手术

便秘

61 | 腹腔镜辅助金陵术

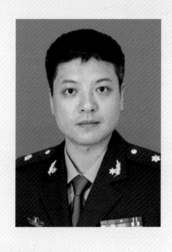

【术者介绍】

手术医生:姜军

术者单位:东部战区总医院／解放军普通外科研究所

教授,主任医师

中华医学会外科学分会结直肠肛门外科学组委员

中国医师协会肛肠医师分会常务委员

全军结直肠病学专业委员会常务委员

全军普通外科专业委员会结直肠外科学组委员

【病情简介】

患者,女性,46 岁。

1. 主诉　排便困难 16 年。

2. 诊断　顽固性功能性便秘。

3. 检查结果

(1) 病理检查:结肠肌间神经节变性、减少。

(2) 钡剂灌肠及排粪造影检查结果见图 1、图 2。

【术式概况】

1. 手术名称　腹腔镜辅助金陵术(结肠次全切除、升结肠直肠侧侧吻合)。

2. 体位　分腿平卧位转功能截石位。

3. 入路方式　外科入路。

4. 器械设备　高清腹腔镜、超声刀、LigaSure 血管闭合系统。

5. 吻合方式　升结肠直肠侧侧吻合。

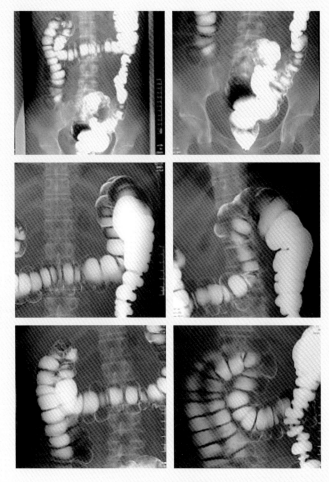

图 1　钡剂灌肠

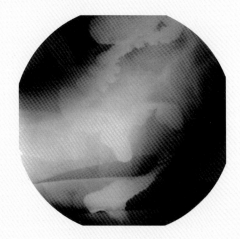

图 2　排粪造影

【关键步骤】

1. 先做盆底部分,再游离结肠。
2. 处理右半结肠血管时,注意保留回肠、结肠血管。
3. 升结肠保留 10~15cm,可预估吻合口张力从而决定采用结肠残端或侧壁放置吻合器底座。
4. 升结肠逆时针方向转至盆腔,避免回肠、结肠血管扭转。
5. 吻合口中心位置位于直肠后壁齿状线上 1~1.5cm。
6. 升结肠、直肠侧侧吻合口上端需达直肠残端,避免术后出现闸门综合征,影响手术效果。

【学习要点】

1. 盆底解剖注意层次,保护盆底神经,避免引起术后排尿困难或男性性功能障碍。
2. 直肠后壁吻合口利用导管引导精准定位。
3. 外侧入路自后腹膜掀起结肠,利用 LigaSure 血管闭合系统快速安全凝断系膜血管。
4. 良性疾病手术,肠系膜处理以快速、安全为要,血管结扎可适当远离根部。

视频 61

腹腔镜辅助金陵术

62 | 腹腔镜结肠次全切除逆蠕动盲直肠吻合术

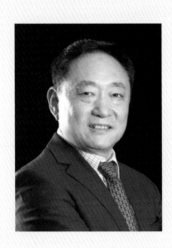

【术者介绍】

手术医生：魏东

术者单位：联勤保障部队第九八九医院

主任医师、教授、博士研究生导师

中国医师协会肛肠医师分会副会长

全军结直肠病学专业委员会主任委员

【病情简介】

患者，女性，64岁。

1. 主诉　反复排便困难20年，加重1年。

2. 诊断　结肠慢传输型便秘、阑尾切除术后。

3. 检查结果　结肠运输试验提示结肠运输缓慢（图1~图3）。

【术式概况】

1. 手术名称　腹腔镜结肠次全切除逆蠕动盲直肠吻合术。

2. 体位　仰卧分腿位。

3. 穿刺孔位置　见图4。

4. 入路方式　中间入路。

5. 器械设备　高清腹腔镜、超声刀。

6. 吻合方式　逆蠕动盲直肠端端吻合。

【关键步骤】

1. 标记直肠、乙状结肠分界。

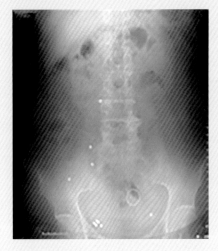

图 1　口服标志物后 24 小时摄片

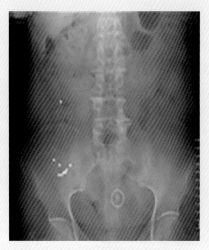

图 2　口服标志物后 48 小时摄片

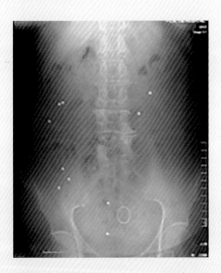

图 3　口服标志物后 72 小时摄片

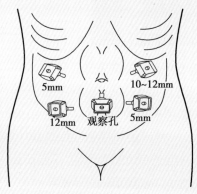

图 4　穿刺孔位置

2. 游离降结肠、乙状结肠。

3. 直肠、乙状结肠标记处离断。

4. 游离结肠脾曲。

5. 游离横结肠及结肠肝曲。

6. 盲肠与升结肠之间离断。

7. 盲直肠逆蠕动端端吻合。

【学习要点】

1. **乙状结肠和降结肠分离要点**　由里向外,上下往复分离方法。

（1）将直肠向头侧拉紧，在骶骨岬水平选择直肠离断部位。

（2）选择二级血管弓作为结扎部位，自下而上分离切断血管。具体的解剖部位是沿肠系膜下静脉的外侧缘（即左侧缘）作为标志线。

（3）分离 Toldt 间隙，沿胰腺下缘，由内向外、由上向下扩展间隙。

（4）沿预定部位离断直肠上端，沿降结肠外侧系膜与侧腹膜交界由下而上分离至脾下缘，使降结肠完全游离。

2. 结肠脾曲分离要点　中间入路为主的"三路包抄"。

（1）沿降结肠外侧，由下而上、由外向内离断脾结肠韧带，第一次进入网膜囊。

（2）提起大网膜，沿横结肠上缘分离切开大网膜三、四层，第二次进入网膜囊，并由内向外分离切断大网膜，使右半横结肠和结肠脾曲游离。

（3）中间入路进入右侧 Toldt 间隙，在胰腺上缘打开横结肠系膜，第三次进入网膜囊，并沿胰腺下缘由内向外分离。

3. 结肠肝曲分离要点　胰十二指肠水平进入两边扩展分离。

（1）提起大网膜，沿横结肠上缘分离切开大网膜至结肠肝曲。

（2）提起并展开横结肠系膜，沿十二指肠胰腺水平面锐性分离结肠系膜，进入十二指肠与胰腺之间浆膜相互融合的间隙，向上分离横结肠系膜可见胃网膜右系膜。

（3）分离、结扎中结肠动脉的左、右分支。

（4）把横结肠向下方牵拉，分离横结肠与胃后壁的粘连，沿胰腺上缘分离胃结肠韧带，向外向后分离直至十二指肠降部和外侧。

（5）再向外、向下分离肝结肠韧带，以及结肠系膜与后壁壁层腹膜之间的相互融合部位。

4. 逆蠕动盲直肠吻合要点

（1）在右下腹做麦氏切口，长约 5cm，进入腹腔，并取出游离结肠。

（2）切除阑尾，回肠入升结肠夹角上2cm处予直线切割闭合器离断升结肠，移除结肠标本。

（3）在盲肠底部做小切口，置入吻合器底座，荷包缝合闭合。

（4）扩肛后经肛门置入吻合器，于直肠闭合端旋出吻合器枪头，将吻合器底座与枪头结合，击发吻合器完成逆蠕动盲直肠吻合。

视频 62
腹腔镜结肠次全切除
逆蠕动盲直肠吻合术

肛门良性疾病及经肛门手术

经肛门肿瘤局部切除术

63 ｜ 经肛门直肠肿物局部切除术

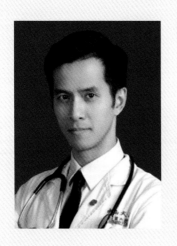

【术者介绍】

手术医生:窦若虚

术者单位:中山大学附属第六医院

医学博士,副主任医师,博士研究生导师

海峡两岸医药卫生交流协会消化道外科专业委员会常务委员、副总干事

中国医师协会外科医师分会肛肠外科医师委员会青年委员会副主任委员

【病情简介】

患者,女性,57岁。

1. **主诉**　外院肠镜检查发现直肠肿物。

2. **诊断**　直肠黏膜下肿物。

3. **检查结果**

(1) 直肠指检:距肛缘6cm扪及直肠左侧壁<1mm肿物,可推动,表面黏膜光滑,指套无血染。

(2) 直肠腔内超声:直肠左侧壁距肛缘6cm见一实性低回声团块,6mm×5mm,位于黏膜下层,向肠腔内稍突起,活动性好,形态尚规则,边界清,黏膜层及肌层尚完整(图1)。

(3) 盆腔增强MRI:直肠周围、盆腔未见肿大淋巴结。

(4) 胸腹盆腔增强CT:未见转移性病变或肿大淋巴结。

【术式概况】

1. **手术名称**　经肛直肠肿物局部切除术。

2. **体位**　截石位/折刀位/侧卧位,尽量使肿瘤处于术者视角下方,方便操作。

3. **入路方式**　经肛。

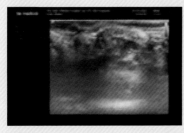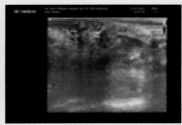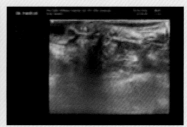

图 1　直肠腔内超声

4. 器械设备　超声刀、深部弯头持针器。

5. 缝合方式　横行间断全层缝合。

【关键步骤】

1. 患者体位根据肿瘤位置决定,如肿瘤位于后半周取截石位,反之取折刀位。Lone Star 拉钩牵开肛门,较深的肿瘤需要半圆肛窥进一步暴露。

2. 用超声刀头和 / 或缝线标记预定切缘(≥5mm)。

3. 肿瘤环周分离至直肠系膜,整块盘状切除。标记方位后送检。

4. 大量碘附冲洗创面,横行间断全层缝合。

【学习要点】

1. 术前评估分期为 T_1N_0,直径 <3cm,占 <1/3 周肠腔,距肛缘≤8cm,才适合行经肛局部切除。

2. 下刀前建议标记预定切缘(≥5mm),降低切缘阳性风险。缝线牵引可辅助暴露。

3. 观察到肠壁外直肠系膜脂肪表示已分离全层肠壁,整块切除的标本应为圆柱状或盘状。标记方位和黏膜面,方便评估切缘。

4. 横行缝合以避免直肠狭窄。肿瘤大小 >3cm 或 >1/3 周肠腔,局部切除后缝合困难。

5. 若切缘阳性 / 可疑,或存在以下淋巴结转移危险因素之一,建议追加根治术:癌累及黏膜下层的下 1/3 或肌层(T_2)、低分化、淋巴脉管浸润。

视频 63

经肛门直肠肿物
局部切除术

64 | 经肛门内镜显微手术

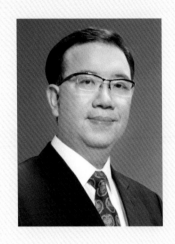

【术者介绍】

手术医生:蒙家兴

术者单位:香港明德国际医院外科顾问医生,香港(Drs. Anderson & Partners since 1868)微创手术及内镜中心总监

教授,主任医师,临床医学博士

香港外科医学院院士

香港医学专科学院院士(外科)

香港肛直肠学会前主席

香港内镜超声学会肛肠分会主席

香港微创外科学会司库

【病情简介】

患者,男性,55 岁。

1. 主诉　便血附带黏液

2. 诊断　早期直肠癌,源自绒毛状腺瘤,临床分期 $cT_1N_xM_x$。

3. 检查结果

(1) 结肠镜:切除其他较小管腺瘤,检查病灶未有固定及可移动。

(2) 病理活检:示高分化腺癌。

(3) MRI:示 $T_1N_0M_0$(未见淋巴及远处转移)。

(4) 硬直肠镜:肿瘤位于距肛门边缘 6cm 3 点位置;确认手术体位为左侧卧位。

【术式概况】

1. 手术名称　经肛门内镜显微手术(transanal endocopic microsurgery,TEM)。

2. 体位　主要根据 TEM 机器的位置及肿瘤位置确定。本例为左侧位(肿瘤位于 6 点位置)(图 1)。

3. 入路方式　电灼法标记切缘,细胞灭活液腔内冲洗,超声刀全层切除。

4. 器械设备　TEM 控制台和仪器或 TEO 或 Gelpoint，针式电刀，超声刀。

5. 吻合方式　腔内 TEM 缝合。

【关键步骤】

1. 术前用硬性乙状结肠镜检查肿瘤位置。

2. 上述步骤便于确定患者的手术体位，旨在将肿瘤置于 6 点位置。

3. 细胞灭活液腔内冲洗。

4. 应标记大于 1cm 的切缘。

5. 超声刀全层切除可减少烟雾。

6. 标本整块切除，经肛门拖出。

7. 标本装好送检病理。

8. 特殊的体内缝合技术。

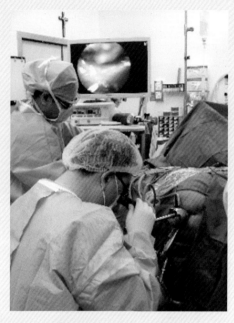

图 1　体外视角

【学习要点】

1. 患者的体位决定了肿瘤的位置，目标是将肿瘤置于 6 点位置。

2. 避免直接接触肿瘤，以免产生种植。

3. 标本应整块切除并装好。

4. 特殊的缝合技术是只转动手腕而不是整个前臂。

5. 允许器械交叉，以方便体内缝合。

6. 右手操作的术者更容易从右到左、远端到近端进行切口的缝合。

7. 从体内角度来看，越过中线后缝合困难，解决途径有：TEM 直肠镜调到左侧；伤口近端至远端缝合；训练自己用左手缝合。

视频 64
经肛门内镜显微手术

肛门良性疾病及经肛门手术

藏毛窦

65 | 骶尾部藏毛窦的 Bascom Ⅱ 术

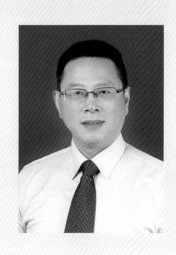

【术者介绍】

手术医生:杨柏霖　竺平

术者单位:江苏省中医院 / 南京中医药大学附属医院

杨柏霖

主任医师,博士研究生导师

江苏省中西医结合学会大肠肛门病专业委员会副主任委员

中国中西医结合学会大肠肛门病专业委员会委员

世界中医药学会联合会盆底医学专业委员会常务理事

世界中医药学会联合会肛肠病专业委员会理事

【病情简介】

患者,男性,17 岁。

1. 主诉　发现骶尾部硬结 4 月余,局部肿痛破溃 1 个月。

2. 诊断　骶尾部藏毛窦。

3. 检查结果　MRI 示骶尾椎后方皮下间模糊条状异常水肿样信号影,T_1WI 呈低信号,T_2WI 呈高信号,DWI 呈高信号,可见窦道与表皮相通(图 1)。诊断:骶尾部藏毛窦伴脓肿和窦道形成。

【术式概况】

1. 手术名称　骶尾部藏毛窦的 Bascom Ⅱ 术(臀沟抬高术)。

2. 麻醉及体位　脊椎麻醉,俯卧折刀位。

3. 切口　经骶尾部切口。

4. 器械设备　普通电刀,吸引器。

5. 缝合方式　间断缝合。

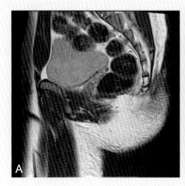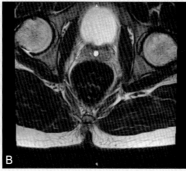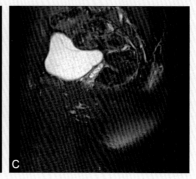

图 1　直肠 MRI

A. 矢状位可见骶尾椎后方皮下间模糊条状异常水肿样信号影，T_1WI 呈低信号；B. 横断位可见窦道与表皮相通；
C. 矢状位可见骶尾椎后方皮下间模糊条状异常水肿样信号影，DWI 呈高信号。

【关键步骤】

1. 标记两侧皮瓣游离边界及病灶切除线。

2. 宽胶布向外牵开两侧臀部。

3. 过氧化氢注射验证窦道范围。

4. 完整切除受累的窦道壁。

5. 游离健康侧皮肤脂肪瓣。

6. 将皮瓣无张力推移至对侧切缘，间断缝合切口。

【学习要点】

1. 两侧臀部的自然接触线是皮瓣游离的边界。

2. 偏一侧梭形切除病灶，切口上界应超过臀裂的顶点。

3. 切口底端可以稍呈内凹的弧形，可以避免切口缝合时形成"狗耳"。

4. 皮瓣厚度为 0.5~0.7cm，为全层皮肤及部分皮下组织。

5. 缝合切口前应彻底止血，可以不放置引流管。

视频 65

骶尾部藏毛窦的
Bascom Ⅱ术